21世纪高等职业教育精品教材
婴幼儿托育服务与管理系列

婴幼儿健康管理基础

主　编／叶圣军　王笑梅　熊　伟
副主编／滕　巍　陈乃溦　林建宇
参　编／欧阳武裙　孙晓亮

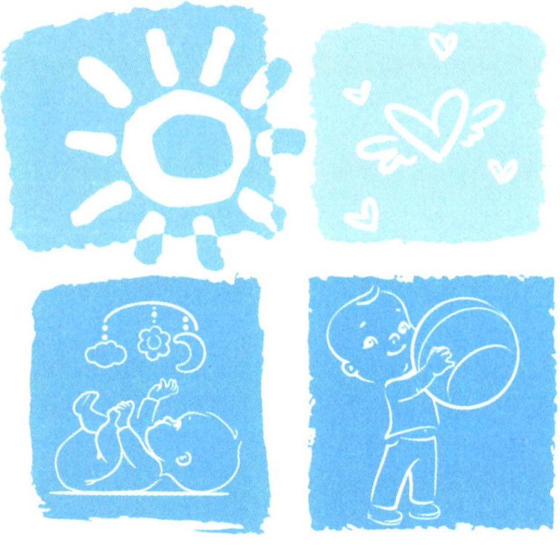

中国人民大学出版社
·北京·

前　言

随着我国经济社会的快速发展，人们生活水平的提高，追求身心健康已经成为人们对美好生活向往的一个重要方面。

党的二十大报告提出，要“推进健康中国建设”，“把保障人民健康放在优先发展的战略位置”，体现了党中央对于保障人民健康工作的高度关注，对我国医疗卫生健康事业产生了深远的影响，其中最重要的一个变化就是，真正实现了从“以医疗为中心”向“以预防和健康促进为中心”的转变。过去10年，我们建成了世界上规模最大的医疗卫生体系，群众看病难问题得到了很大程度的改善，保障人民健康要把医疗卫生工作的重心往前移，守住预防关口，这是落实“健康中国”的关键点。健康中国建设的关键在于强基层，目前，我国正大力加强基层医疗和健康管理工作，大幅提升基层防病治病能力，在家门口发现小病、挡住大病；医疗卫生重心向社区转移，基本公共卫生服务体系正在健全和优化。

婴幼儿是国家的未来和民族的希望。婴幼儿的健康对于促进婴幼儿身心全面和谐发展、提高国民素质、构建中国特色社会主义和谐社会、实现中华民族伟大复兴具有重要意义。党的十八大报告从“优先发展教育，建设人力资源强国”的战略高度，鲜明地提出要“重视幼儿教育和发展”。党的十九大以来，对于大力发展幼教事业做出一系列战略部署。

党的二十大报告提出，“优化人口发展战略，建立生育支持政策体系，降低生育、养育、教育成本。”这充分体现了国家对人民群众生育养育的鼓励和照顾。

传统的健康管理主要针对成年人以及特殊人群，如何加强婴幼儿健康管理是新时代面临的新挑战。由于现代社会加速发展，婴幼儿的身体压力和精神压力不断增大，慢性非传染性疾病成为婴幼儿健康的主要威胁，婴幼儿健康管理在家庭教育和社会教育中显得日益重要。更多的家庭开始关注孩子的生长发育，并希望能够聘请受过专业训练的人来照顾婴幼儿，从而弥补家庭育儿的不足。

时代变革和社会需求促使儿童健康管理专业人员越来越趋于职业化，为催生“儿童健康管理师”这一职业奠定了坚实的市场基础。通过良好的专业培训和经验积累，“儿童健康管理师”开始成为满足儿童和家庭需要的专业化服务群体，将在婴幼儿生长的不同阶段对其健康状态进行全方位的监测，可以第一时间发现婴幼儿健康问题并及时予以解决。

婴幼儿健康管理是基于婴幼儿身心发展水平和规律，以现代健康理念为指导，运用医学、管理学等相关学科的理论、技术和方法，对婴幼儿个体或群体健康状况及影响健康的危险因素进行全面连续的检测、分析、评估以及健康咨询、指导和健康危险因素干预，实现以促进婴幼儿健康为目标的新型医学服务过程。婴幼儿托育服务与管理专业旨在培养热爱婴幼儿健康管理和教育事业，具有先进科学的健康服务与管理理念，良好的职业素养和较高的科学与艺术素养，扎实全面的婴幼儿健康管理与教育专业知识与技能，能在婴幼儿健康管理机构和教育机构从事与婴幼儿健康咨询与管理、婴幼儿教育等相关工作的高素质、技能型应用人才。学生毕业后既可胜任婴幼儿教育教学、婴幼儿营养健康研究和管理工作，又能在婴幼儿健康管理机构、婴幼儿教育机构、婴幼儿营养研发机构、婴幼儿运动研究机构、媒体、图书出版部门、公司等从事婴幼儿健康测试与评估，婴幼儿健康发展设计、指导、培训与管理，婴幼儿健康问题矫正、营养干预、保健康复、风险评估等健康服务与管理相关的专业性工作。

为了更好地加强婴幼儿托育服务与管理专业建设，特别是专业人才培养工作，我们组织了来自福建幼儿师范高等专科学校、湖南永州职业技术学院附属医院、陕西学前师范学院等单位医学、心理学、运动学、学前教育等领域的教学实践专家共同编写了本教材。

本书由福建幼儿师范高等专科学校叶圣军、王笑梅及陕西学前师范学院熊伟担任主编，湖南永州职业技术学院附属医院滕巍及福建幼儿师范高等专科学校陈乃溦、林建宇担任副主编。具体编写分工如下：第一章由叶圣军、林建宇、陈乃溦和熊伟共同编写；第二章由林建宇、陈乃溦和孙晓亮共同编写；第三章由陈乃溦编写；第四章由林建宇、陈乃溦、王笑梅和熊伟共同编写；第五章由王笑梅、林建宇和熊伟共同编写；第六章由滕巍编写；第七章由欧阳武裙编写；附录由本书编写组共同整理。

本教材充分考虑到教师的教与学生的学的实际需求，在每一章的开篇设置了学习目标、学习重难点、学习方法、教学建议，每一章的末尾设有本章小结和同步练习，其中同步练习既有理论思考题，也有聚焦实践的实操性训练。本教材力求体现基础性、专业性、前沿性和实用性。基础性主要体现在：教材注重婴幼儿健康管理和健康教育的基本概念、基本原理的阐述；专业性主要体现在：从婴幼儿生理、心理到社会性的全面健康管理，既系统阐述了健康管理的基本原理，又系统阐述了健康教育，渗透了健康管理职业的核心素养和关键经验；前沿性主要体现在：不是仅仅从医学或医院的角度来阐述健康问题，而是从家庭、学前教育机构、社区、医院等视角展现整合立体式健康管理理念；实用性主要体现在：知识、原理和方法的易学易用，如营养、运动等生活方式的健康管理干预和风险防控等原理都通俗易懂，实操性较强。

本教材在使用中应当注意以下几点：

一是坚持立德树人，培养时代新人。教材内容巧妙融入课程思政内容，有机渗透工匠精神、劳模精神和劳动精神，构建了符合时代发展要求的知识体系。

二是坚持以学生学习为中心。婴幼儿发展与健康管理专业是一个强调医、教、管、服紧密结合的专业。鉴于学生的医学基础可能偏弱，因此在教学中不能灌输太多医学理论，应更多关注学生的“学”，而不仅仅是教师的“教”。教学之前先研究“学习方法”和“教学建议”。在教学中应该综合运用案例分析、情境体验和讨论、专题研讨、小组合作探究等方式，给学生充分的话语权、选择权，同时关注学生的个性差异，因材施教。

三是密切关注行业需求。婴幼儿发展与健康管理专业毕业生的从业范围较广，主要有幼儿园教师、幼儿园管理人员、早期保育与教育教师、幼儿健康管理师、营养保健师、机构健康信息管理人员等。专业教师应密切关注行业发展动向，研究社会需求，并在教学中动态地反映未来职业的要求，如在教学中多采用行业、职业中的案例，引导学生分析、设计和操作。

四是善用线上课程资源。本教材整合了多种线上资源，并用二维码的方式呈现。师生在阅读和教学过程中，通过扫描二维码就能及时获取相关的资源。教师在教学中除了充分利用教材提供的现有资源外，还应充分挖掘各种有利于学生学习与发展的资源，真正做到线上线下教学的有机融合。

囿于时间和专业探究的深度，本教材在编写中难免存在不少瑕疵，在使用本教材过程中若遇到问题，敬请不吝批评指正，帮助我们今后不断更新和优化。

编者

2021 年 3 月

目 录

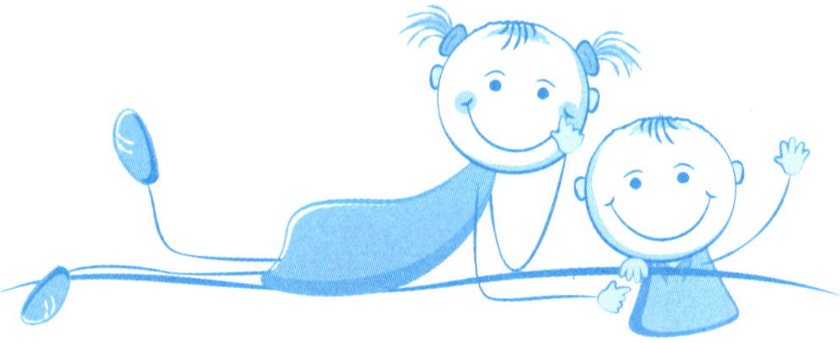

第一章　婴幼儿健康管理概述

学习目标

1. 树立正确的健康观，愿意从事健康管理工作。
2. 理解健康、健康管理、健康服务等基本概念。
3. 了解婴幼儿健康管理的流程。
4. 了解与婴幼儿健康管理相关的自然科学和人文社会科学基础知识。

学习重难点

1. 理解健康、健康管理、健康服务等基本概念。
2. 了解婴幼儿健康管理的流程；愿意从事健康管理工作。
3. 掌握健康管理和服务工作的法律和伦理规范。

学习方法

1. 结合教科书，熟悉健康、健康管理、健康服务等概念；重点了解婴幼儿健康管理工作与成人健康管理的区别，并了解婴幼儿健康管理工作流程。
2. 通过自学、上网搜索等方式了解与婴幼儿健康管理相关的自然科学和人文社会科学基础知识，以及“健康中国”相关的政策与动向。
3. 通过自学或向医学专业人士学习、探讨等方式，了解与婴幼儿健康管理工作相关的医学基础知识，了解与健康管理相关职业的工作要求与规范。

教学建议

1. 通过讲授、讨论、案例分析等方式，让学生明确健康、健康管理、健康服务等概念。
2. 通过观看视频和阅读文字案例、讨论等方式，引导学生了解与“健康中国”相关的政策，激发学生从事婴幼儿健康管理工作的意愿。
3. 多向学生推荐与婴幼儿健康管理相关的自然科学和人文社会科学基础知识，激发学生的学习兴趣。

第一节 婴幼儿健康管理的基本概念

一、健康与健康观

一般认为，健康是一个人身心和谐发展的结果。1989 年，世界卫生组织（World Health Organization，WHO）进一步完善了健康的概念，指出健康应是“生理、心理、社会适应和道德方面的良好状态”。也就是说，健康不仅仅是机体健康或躯体健康，而且还要具备心理健康、社会适应良好和道德健康。良好的社会适应能力，是指个人的心理活动和行为能适应环境的变化，为大家理解和接受。道德健康，最主要的就是不损人利己，有良好的自律能力。

关于健康的认知

健康是动态的，影响一个人的健康的因素随时随地都在发生变化。健康受到损害，从正常到不正常，从小病到重病，其发展是一个连续的过程，其间并没有明显的界限。一般来说，躯体上的疾病易被发现，心理和精神上的疾病有时不容易被认识，而适应环境变化和人际交往的健康与不健康之间的界限是难以划定的。

二、健康管理与健康服务业

（一）健康管理的内涵、特点及层次

1. 我国传统的“健康管理”理念

健康管理思想早已有之，即我国传统医学的治未病。治未病思想源自已有两千余年

历史的中医学典籍《黄帝内经》。其中《素问·四气调神大论》篇指出："圣人不治已病治未病，不治已乱治未乱，此之谓也。夫病已成而后药之，乱已成而后治之，譬如渴而穿井，斗而铸锥，不亦晚乎？"这是指医术高明的医生能在病情潜伏之时掌握病情并早期治疗，若病患已经发生才给予治疗，就如同口渴了才挖井取水，临到打仗才铸造兵器，为时已晚。这段文字是现有可考记载中对治未病思想的最早概括。

战国时期名医扁鹊医术高超，魏文王曾问扁鹊："你们家兄弟三人，都精于医术，谁是医术最好的呢？"扁鹊说："大哥最好，二哥差些，我是三人中最差的一个。大哥治病于病情发作之前（上工治未病），那时候病人自己还不觉得有病，但大哥就下药铲除了病根；二哥治病于病情初起之时（中工治欲病），症状尚不十分明显，病人也没有觉得痛苦，二哥就能药到病除；我治病于病情十分严重之时（下工治已病），病人痛苦万分，病人家属心急如焚。此时，他们看到我在经脉上穿刺，用针放血，或在患处敷以毒药以毒攻毒，或动大手术直指病灶，使病人的病情得到缓解或很快治愈，所以我名闻天下。"魏文王大悟。这种"上医治未病"的思想可谓古人对健康管理最精辟和朴素的概括，被认为是健康管理的理论与实践溯源头。

治未病思想作为我国传统医学文化的重要组成部分，一直传承到今天。治未病与健康管理思想殊途同归，由此入手，发挥治未病思想在现代健康管理中的引领作用，以治未病理念推进健康管理的发展，是我国传统医学与现代西方医学相结合的典范，体现了人类对真理的探索和追求，跨越时空，超越民族。

人民健康是民族昌盛和国家强盛的重要标志。党的二十大报告明确提出，要"推进健康中国建设""促进优质医疗资源扩容和区域均衡布局，坚持预防为主，加强重大慢性病健康管理，提高基层防病治病和健康管理能力""深入开展健康中国行动和爱国卫生运动，倡导文明健康生活方式"。党的二十大报告，对推进健康中国建设作出重要部署，强调要"把保障人民健康放在优先发展的战略位置"。这充分彰显了卫生健康事业的基础性、全局性地位，体现了人民至上、生命至上的价值追求，为新时代新征程推动卫生健康事业改革发展指明了方向。

2. 现代"健康管理"概念的诞生及发展趋势

20 世纪 50 年代末，美国学者最先提出健康管理（Managed Care）的概念，其核心内容是医疗保险机构通过对其医疗保险客户（包括疾病患者或高危人群）开展系统的健康管理，达到有效控制疾病的发生或发展、显著降低出险概率和实际医疗支出、减少医疗保险赔付损失的目的。美国最初的健康管理概念还包括医疗保险机构和医疗机构之间签订最经济适用处方协议，以保证医疗保险客户可以享受到较低的医疗费用，从而减轻医疗保险公司的赔付负担。随着实际业务内容的不断充实和发展，健康管理逐步发展成为一套专门的系统方案和营运业务，并开始出现区别于医院等传统医疗机构的专业健康管理公司，并作为第三方服务机构为医疗保险机构或个体，提供系统专业的健康管理服务。

由于不同专业视角的局限性，目前国内外对于健康管理的定义或概念还没有明确的表述。如从公共卫生角度看：健康管理就是找出健康的危险因素，然后进行连续监测和有效控制；从预防保健角度看：健康管理就是通过体检早期发现疾病，并做到早诊断及早治疗；从健康体检角度看：健康管理是健康体检的延伸与扩展，健康体检加检后服务就等于健康管理；从疾病健康管理角度看：健康管理就是更加积极、主动地筛查疾病与及时诊治。因此，无论在定义的表述、概念还是内涵的界定上，均存在明显的不足或不完整，没有一个定义、概念能被普遍接受。

参考 2007 年施行的《健康管理师（试行）——国家职业标准》中对于健康管理师的职业定义，可以初步认为健康管理是以现代健康概念为指导，运用医学、管理学等相关学科的理论、技术和方法，对个体或群体健康状况及影响健康的危险因素进行全面连续的检测、分析、评估以及健康咨询、指导和健康危险因素干预，实现以促进人人健康为目标的新型医学服务过程。

简单来说，健康管理是指一种对个人或人群的健康危险因素进行全面管理的过程。其宗旨是调动个人及集体的积极性，有效地利用有限的资源来达到最大的健康效果。即健康管理是在健康管理医学理论指导下的健康服务。健康管理的主体是经过系统医学教育或培训并取得相应资质的医务工作者。健康管理的客体是健康人群、亚健康人群（亚临床人群）以及慢性非传染性疾病早期或康复期人群。健康管理的重点是慢性非传染性疾病及其风险因子。健康管理服务的两大支撑点是信息技术和金融保险。健康管理的公众理念是“病前主动防，病后科学管，跟踪服务不间断”。

相对狭义的健康管理（Health Management），是指基于健康体检结果，建立专属健康档案，给出健康状况评估，并有针对性地提出个性化健康管理方案（处方），据此，由专业人士提供一对一咨询指导和跟踪辅导服务，使客户从社会、心理、环境、营养、运动等多个角度得到全面的健康维护和保障服务。

20 世纪 70 年代末，美国一项名为“健康美国人”的全民健康行动开始开展，该行动有三大目标：预防疾病、拯救生命；提高人民生活质量；坚持健康促进与疾病预防用以节约开支。这时，健康管理逐渐得到美国民众的认可。减少健康造成的损失，降低卫生费用，提高劳动力健康水平，是美国健康管理产生的主要原因。时至今日，随着互联网、物联网的应用，健康管理更多地依托网络来实现大数据的集合与挖掘，用户健康数据的开发也更加完备。一些针对患病人群或健康人群的健康管理项目开始开展，美国政府也会为老年人、残障人士、低收入群体等提供健康管理服务。这些项目的制定和实施，使居民获得科学的健康管理知识与技能，提高了自身健康水平；开展健康管理的企业，其员工因患病而产生的企业效益降低和卫生支出增加等情况得到遏制，并且减少了美国政府在医疗保健和医疗救助上的支出，一定程度上缓解了政府因巨额医疗费用所承担的压力。

日本是亚洲地区开展健康管理较早的国家。1959 年，日本八千穗村率先开展健康管理行动，通过建立人手一本的健康手册，为村民提供一年一次的体检，并要求将居民健康信息详细记录在手册上，这对降低潜在疾病发病率、形成良好生活方式大有益处。2000 年，日本厚生省推出了“健康本世纪”计划，从营养与饮食、身体锻炼、吸烟、酒精及糖尿病、心脑血管疾病等九个方面提出了 70 项具体目标，指导民众更好地开展自我健康管理。2006 年，日本通过法律形式保障居民的健康管理服务有效实施，法律对于健康管理的干预方案、评估方法等细节均做了逐一说明。日本民众必须参加体检，经过体检评估存在疾病或患病风险的居民，由厚生省指定的机构制订严格的干预计划，初始干预和 6 个月后的生理指标、行为改变结果等评估都必须由医生、公共卫生护士、注册营养师及厚生省指定的机构执行。可见，日本详细的法律条款、严格的干预制度形成了其独特的健康管理服务模式。

健康管理作为市场化的健康服务，在美国已经成熟地开展了 30 多年，据统计，约 70% 以上的美国人享有健康管理服务，其最大的消费人群是健康保险公司和企业雇主。服务内容主要包括健康评估健康教育、营养与胆固醇水平干预、高血压管理、体重管理、运动管理、生活行为矫正（如戒烟）工作压力管理、控制物质滥用等。在美国，健康管理投入产出效果好的服务主要是在工作场所进行，大多数企业都开展了员工健康教育。员工健康管理，主要是针对慢性病预防的营养管理、体重控制、压力管理、吸烟控制和医学自我保健。

由于健康需求的广泛性，任何有能力进行健康管理项目开发及服务的机构都应该是健康管理服务的提供者。医院、健康服务机构、社区以及工作场所均可在不同的层面及深度上开展健康管理。另外，政府也是一个广义上的健康管理机构，它通过政策和立法来影响人们的消费行为及人群健康风险控制的策略。

企业及集体单位也会通过自主或服务外包的方式来开展健康管理。企业通常从生产力及企业形象的角度来决定是否实施健康管理决策。如一个企业关心员工的吸烟状况，它就可以把禁止吸烟当作公司录用的前提，并且还能对不吸烟的员工提供一些健康奖励。企业也可实施其他生活方式的管理，如根据员工的需求，企业会同一些健康服务单位或独立的健康管理公司签约，让它们为自己的员工提供有针对性的健康服务，以达到提高生产力及控制医疗保健开支的目的。健康保险公司及一些医疗保健机构也可开展健康管理服务，通过将需求管理与疾病管理计划和健康保险相结合，为参加者提供包括自我管理在内的健康管理项目和预先设定的医疗保健服务。

党的二十大以来，围绕“推进健康中国建设”“促进优质医疗资源扩容和区域均衡布局，坚持预防为主，加强重大慢性病健康管理，提高基层防病治病和健康管理能力”的“健康中国”主线，我国着力构建优质高效卫生的健康服务新体系：一是构建更强大的公共卫生体系。坚定不移贯彻总体国家安全观，加强重大疫情防控救治体系和应急能力建设，织密公共卫生防护网。二是构建更均衡的医疗服务体系。统筹推进国家和省级区域医疗中心、医疗“创双高”、各级医疗机构达标等建设，促进中医药守正创新，引导规范民营医院、护理站等发展，多措并举增加医疗资源供给，努力为人民群众提供公平可及、系统连续、更高质量的医疗服务。三是构建更稳固的基层医疗卫生体系。坚持把医疗卫生工作的重点放在农村和社区，充实基层人才队伍，提高基层防病治病和健康管理能力。结合推进乡村振兴和实施城市更新行动，优化县域医疗卫生资源配置，发挥县级医院的龙头作用，开展“优质服务基层行”与村卫生室能力提升行动，补齐社区卫生服务中心、社区医院等短板，提升基本医疗卫生服务的可及性和便利性。四是构建更全面的生育支持政策体系。贯彻落实优化人口发展战略，深入实施一对夫妻可以生育三个子女政策，推动将婚嫁、生育、养育、教育一体考虑，完善和落实财政、税收、保险、教育、住房、就业、休假等配套支持措施，促进人口长期均衡发展。着力改善优生优育全程服务，实施母婴安全行动提升计划，提高生殖健康、儿童保健、婴幼儿照护等服务保障水平。五是构建更完善的老年健康服务体系。实施积极应对人口老龄化国家战略，推进健康教育、预防保健、疾病诊治、康复护理、长期照护、安宁疗护“六位一体”老年健康服务体系建设。加强老年医学中心、综合医院老年医学科等建设，落实便利老年人看病就医举措。深入开展医养结合，支持有条件的医疗机构为失能、高龄等老年人提供居家医疗、护理等服务。

3. 健康管理的科学基础

健康管理的科学性建立在慢性病的两个特点上。首先，健康和疾病的动态平衡关系及疾病的发生、发展过程与干预策略是健康管理的科学基础之一（见图 1–1）。个体从健康到疾病要经历一个完整的发生和发展过程。这个过程一般从处于低危险状态到高危险状态，再到发生早期改变，最后出现临床症状。疾病被诊断之前的阶段，若为急性传染病，这一过程可以很短；若为慢性病，则过程通常较长，往往需要几年甚至十几年，乃至几十年的时间。这期间的健康状况变化多数不被轻易地察觉，各阶段之间也并无界线。在被确诊为疾病之前进行有针对性的干预，有可能成功地阻断、延缓，甚至逆转疾病的发生和发展，从而实现维护健康的目的。其次，在慢性病的危险因素中，大部分属于可改变因素，这为健康风险的控制提供了第二个重要的科学基础。世界卫生组织指出，高血压、高血脂、超重及肥胖、缺乏身体活动、蔬菜和水果摄入量不足以及吸烟，都是引起慢性病的重要危险因素。这些危险因素导致的慢性病目前难以治愈，但其危险因素本身却是可以预防和控制的。因此，健康管理即是要对这类危险因素进行早期发现、早期评估和早期干预，以实现维护健康的目的。

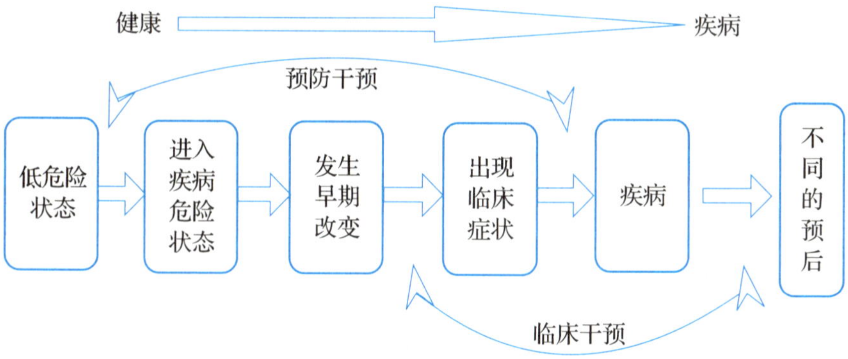

图 1–1　疾病的发生、发展过程及干预策略

4. 健康管理的目标

健康管理的目标主要有以下八个方面：（1）完善健康和福利；（2）减少健康危险因素；（3）预防疾病高危人群患病；（4）易化疾病的早期诊断；（5）增加临床效用、效率；（6）避免可预防疾病的相关并发症的发生；（7）消除或减少无效或不必要的医疗服务；（8）对疾病结果做出度量并提供持续的评估和改进。

5. 健康管理的特点

健康管理的特点是标准化、足量化、个体化和系统化。健康管理的具体服务内容和工作流程必须依据循证医学和循证公共卫生的标准及学术界已经公认的预防与控制指南和规范。健康评估和风险干预的结果既要针对个体和群体的特征和健康需求，又要注重服务的可重复性和有效性，强调多平台合作提供服务。

6. 健康管理服务的三个层次

健康管理服务项目一般由护士、健康教育工作者、心理学家、营养师和运动生理学家共同实施。

健康管理服务主要包括三个层次：提高健康认知水平、改变生活行为，建立支持性环境。

（1）提高健康认知水平。

大部分健康问题都与生活行为有关，不良的生活行为与个人对健康的认识程度密切相关。健康管理师的长期义务就是寻找到一项能够有效地帮助目标客户提高健康认知水平的解决方案。提高健康认知水平的常用方法包括通信手段、宣传画、公益广告、健康知识专家讲座、DVD、健康教育基地、网站、专题工作坊等。目前也较多采用手机微信、App 等进行互动性健康教育，通过一对一的个性化健康知识的推送帮助个人提高健康认知水平。

（2）改变生活行为。

生活行为改变的项目比提高健康认知项目更进一步的地方是，将与生活方式相关的行为改变确定为预期目标，包括限盐、控油、戒烟、身体活动压力管理、体重管理以及膳食行为选择。成功的行为改变项目与健康教育、行为矫正、作业计划实施和绩效反馈机制联合在一起，通过健康管理师至少 12 周的一对一过程管理，改善个人的健康，随着个人健康习惯的形成进而影响一生。

（3）建立支持性环境。

健康管理最能够产生效果的项目，当属工作场所健康管理，在工作场所内创造鼓励人们采纳健康生活方式与工作习惯的环境，更容易帮助人们保存和获得一个健康的生活习惯和健康素养。如：工作场所不能吸烟，可以让一个希望戒烟的人减少吸烟控制的痛苦。每天的午餐都能够在单位食堂吃到低盐、少油的食物，甚至吃到更多的蔬菜和水果，这对于平时不习惯吃蔬菜和水果的人来说，非常有意义。工作场所的运动器械能够影响平时不爱运动的人尝试着去感受运动的快感，从而产生对运动的兴趣。当然，有不少单位把健康管理工作制度化，按照人的健康素质和体能水平来发现干部、培养干部，这是提高人人重视健康、人人自我管理健康的驱动力和方向标。

（二）健康服务业与我国健康服务业发展现状

健康服务业是指以控制医疗支出、促进生命质量为主要目标，涵盖医疗服务、健康管理与促进、健康保险及相关服务领域的多产业集合。如今，健康服务业成为继 IT 产业后新兴并快速发展的产业。随着改革开放的深入，经济飞速发展，人们的健康意识越来越强，我们十几亿人口形成了健康服务业巨大的市场需求。目前我国健康服务产业链已初步形成，健康产业也初具规模。

健康服务不同于医疗服务。医疗服务需求的前提是生病，这个需求的弹性小、服务特殊性强，市场机制作用受限。而健康服务业是以医疗服务为中心的前移和后延，生病不是前提，而需要少生病、生小病、晚生病，这个市场需求弹性相对大、市场机制作用也大。

在世界一些发达国家和地区，健康服务业已经成为现代服务业中的重要组成部分，产生了巨大的社会效益和经济效益，例如美国健康服务业规模相对于其国内生产总值比例超过 17%，其他发达国家一般达到 10% 左右。相比而言，我国还处于起步阶段，目前我国健康服务业仅占国内生产总值的 5% 左右，我国健康服务业发展潜力巨大。

除产业规模较小、服务供给不足外，我国健康服务业还存在服务体系不够完善、监管机制不够健全、开放程度偏低、观念相对滞后等问题，供给不足与资源浪费现象并存。

发展健康服务业对维护和促进健康十分重要，是保障民生的重要举措，也是扩大内需、促进增长的重要途径。近年来，随着健康服务行业各项促进政策的出台和行业标准的不断完善，同时也因为行业自我发展能力的不断增强，我国健康服务业发展迅速，呈现出规模持续扩大、结构不断优化、新产品层出不穷的局面。2013 年，国务院印发《关于促进健康服务业发展的若干意见》，界定了健康服务业产业范围。健康服务业以维护和促进人民群众身心健康为目标，主要包括医疗服务、健康管理与促进、健康保险以及相关服务，涉及药品、医疗器械、保健用品、保健食品、健身产品等支撑产业，覆盖面广、产业链长。

《国务院关于促进健康服务业发展的若干意见》

目前，我国健康服务业已经形成一个包括医疗、医药、医保、保健品、健康食品、健康管理、美容养生、健康信息、健康文化等各个方面的、相对完整的产业体系。健康服务的实施主要依托医疗、预防、保健、健康教育等四大类机构。医疗机构是以疾病治疗为主，同时具有预防、康复、健康咨询等多种功能，为保障人民健康进行服务的组织；疾病预防控制机构是运用预防医学理论、技术进行卫生防疫工作检测、科研、培训相结合的专业机构，是当地卫生疾病预防控制业务技术的指导中心；妇幼保健机构是从事妇幼卫生业务的专业组织，包括各级妇幼保健院、所、站及儿童保健所；健康教育机构是面向社会实施健康教育的职能部门，由各级分别设立的健康教育所（科）组成。

视野拓展

健康服务新业态

什么是“服务”？微笑地对待顾客；专业水平高；对顾客的态度亲切和善；将

每一位顾客都视为贵宾；邀请每一位顾客再次光顾，争取回头客；为顾客营造一个温馨的服务环境；用热情的眼神表达出对顾客的关爱。

积极促进健康与养老、旅游、互联网、健身休闲、食品相融合，催生健康新产业、新业态、新模式。发展基于互联网的健康服务，鼓励发展健康体检、咨询等健康服务，促进个性化健康管理服务发展，培育一批有特色的健康管理服务产业，推进可穿戴设备、智能健康电子产品和健康医疗移动应用服务等发展。规范发展母婴照料服务；培育健康文化产业和体育医疗康复产业；制定健康医疗旅游行业标准、规范，打造具有国际竞争力的健康医疗旅游目的地；打造一批知名品牌和良性循环的健康服务产业群，扶持一大批中小微企业发展。

引导发展专业的医学检验中心、医疗影像中心、病理诊断中心和血液透析中心等；支持发展第三方医疗服务评价、健康管理服务评价，以及健康市场调查和咨询服务；鼓励社会力量提供食品药品检测服务；完善科技中介体系，大力发展专业化、市场化医药科技成果转化服务。

三、婴幼儿健康管理

婴幼儿健康管理是围绕着婴幼儿的健康进行管理，包括医学科技的体质检测评估、营养处方、运动处方、心理评估及健康心理处方、健康档案管理等，从而降低婴幼儿患身体疾病、心理疾病（比如忧郁症等）的风险，为婴幼儿制定出对健康成长最有利的方案。对于每个妈妈来说，这个概念的实际意义就是：医生或婴幼儿健康管理人员在孩子成长的不同阶段对孩子的健康进行全方位的监测，可以第一时间发现孩子健康上的偏差，并及时解决，这在一定程度上减少了孩子患重大疾病的概率。

婴幼儿健康管理职业主要针对婴幼儿个体或群体，从婴幼儿营养和心理两方面进行健康的检测、分析、评估以及婴幼儿健康咨询、指导和对危险因素干预等工作。

婴幼儿健康管理从业人员主要从事的工作内容包括：采集和管理婴幼儿个人或群体的健康信息；评估婴幼儿个人或群体的健康和疾病危险性；进行婴幼儿个人或群体（包括婴幼儿监护人）的健康咨询与指导；制订婴幼儿个人或群体的健康促进计划；对婴幼儿个人或群体进行健康维护；对婴幼儿个人或群体（包括婴幼儿监护人）进行健康教育和推广；进行婴幼儿健康管理技术的研究与开发；进行婴幼儿健康管理技术应用的成效评估。

视野拓展

目前国内的儿童健康管理机构可以为孩子提供的服务

1. 在产前为妈妈建立健康档案。

2. 孩子出生后开始为孩子建立个性化健康管理档案。

3. 全方位的个性化专家育儿指导、跟踪提醒服务、24 小时专家咨询、定期专家回访、提供孩子成长日历和育儿手册。

4. 专家根据实时采集的数据进行模型比照，对孩子定期做出健康评估（每年 12 次），并反馈给父母需要调整的方案。

5. 常规保健体检（每年 4 次）、个性化健康档案管理、52 项神经运动检查（每年 1 次）、血常规检查（每年 1 次）、发育智商测评（每年 1 次）、气质测评（每年 1 次）、听力检查（每年 1 次）、微量元素检测（每年 1 次）、24 小时专家咨询、血铅含量检测（每年 1 次）、尿常规检查（每年 1 次）、骨密度检测（超声）（每年 1 次）。注意：52 项神经运动检查只限 1 岁以内孩子，1 岁以上孩子可用智力筛查代替。

6. 导医导诊，预约挂号服务（提前 36 小时预约），就医陪同，备有交通工具和专员为客户随时提供转诊陪诊服务。

7. 计划免疫提醒服务。

第二节　与婴幼儿健康管理相关的自然科学基础

一、生命科学

21 世纪是生命科学的世纪。关于“生命科学”，剑桥词典定义其为“一类有关活体结构和行为的科学，如植物学、动物学、生物化学、人类学”。生命科学近年来的发展在所有科学中独占鳌头，在美国《科学》杂志 2017 年度和 2018 年度评选的“十大科技进展”中，生命科学领域进展分别占 7 项和 8 项。由此可见人类在生命科学领域取得的瞩目成就及生命科学的远大前景。

（一）细胞生物学

“细胞（Cell）”一词源于英国科学家罗伯特·胡克（Robert Hooke）的著作《显微术》

罗伯特·虎克与显微镜

一书，用以描述他用自制的光学显微镜观察软木塞切片时看到的一格格小空间。

显微镜的发明使人类得以突破肉眼可见的世界，在更微观层面上观察与研究生命，并由此诞生了细胞生物学和微生物学。目前人们一致认为，细胞是人体结构和功能的基本单位，人体作为一个高度复杂精密的整体，追根溯源，都是由两个细胞——精子和卵子结合后形成受精卵，经分裂、增殖、分化、生长、发育最后形成的；而人体高度分化的细胞能够行使相应的特殊功能，如胰岛素，就是由胰腺中的胰岛 β 细胞特异性分泌的。电子显微镜的发明，又使得人们进一步认识到细胞是由细胞壁（动物细胞无）、细胞膜、细胞质和细胞核构成的，细胞质中又有各种行使不同功能的细胞器。

2016 年 10 月，人类细胞图谱计划（the Human Cell Atlas）启动，这是继人类基因组计划后又一项生命科学领域的大型国际合作项目，致力于建立一个健康人体所包含的所有细胞的参考图谱，包括细胞类型、数目、位置、相互关联与分子组分等。人类细胞图谱计划，势必对细胞生物学乃至整个生命科学领域产生深远的影响，尤其将为组织发生、胚胎发育及疾病产生与治疗提供全新的研究思路。

（二）遗传学

人类自古希腊时期就有遗传学相关理论的提出。希波克拉底认为，双亲的每个器官均会产生肉眼不可见的“种子”，这些种子结合后，在母亲子宫内，就像微小的建筑元件进行组合装配，并最终形成继承了双亲特质的胎儿。

现代意义上的遗传学的建立是基于奥地利遗传学家孟德尔（Gregor Johann Mendel）在其所在修道院中完成的大量实验。孟德尔提出了遗传学的分离定律和自由组合定律，与此后摩尔根提出的连锁与交换定律，共同构成遗传学三大定律。

遗传学解释了许多遗传病发病机制。例如，人们已经认识到，遗传性红绿色盲是一种 X 染色体隐性遗传病。视网膜中感知色觉的视锥细胞有三种，分别通过所含的不同感光色素感知不同波长的光。其中感知长波光的视锥细胞（L 视锥细胞）含有的感光色素由 X 染色体中 OPN1LW 基因编译，该基因缺陷则导致 L 视锥细胞缺乏相应感光色素而无法感知长波光（红、黄、绿光）。同时由于该基因是隐性基因，而女性含两条 X 染色体、男性含一条 X 染色体，故女性需两条染色体的 OPN1LW 基因均异常时才表现为红绿色盲，而男性仅有的一条染色体的 OPN1LW 基因异常时即发病。这同时也解释了人群中男性红绿色盲患者较女性更为多见、母亲为红绿色盲则儿子定为红绿色盲、母亲为携带者则女儿绝不发病而儿子有 50% 概率发病等现象。

（三）免疫学

人类生存的环境充斥着细菌、病毒、真菌、寄生虫等，之所以大多时候我们能够免受这些病原体的侵袭，是因为人体有强大的免疫系统。迄今为止，挽救了全球最多的人类生命的医学发明——疫苗的发明，正是免疫学取得最令人瞩目的成就。在疫苗发明以及免疫学、微生物学创建与发展以前，人类曾大量死于各种传染病。

视野拓展

欧洲中世纪黑死病

中世纪的黑死病（the Black Death），曾灭绝了欧洲 1/3 的人口。之所以称为“黑死”，是因为患者可有皮下出血而呈现皮肤黑色斑块。现在一般认为，黑死病即鼠疫，病原体是鼠疫杆菌，多通过寄生在带菌动物（黄鼠、旱獭等）身上的跳蚤叮咬人传播。黑死病最早出现在亚洲西南部，之后扩散到全欧洲。

对于欧洲在 14 世纪时所经历的这场噩梦，很多史学家和文学家都有记载，比如《十日谈》中记载了当时的可怕场景：病人突然跌倒，在大街上死去，很多人悄无声息地死在了家里，直到邻居闻到尸体的恶臭才被发现。

最悲壮的场景是“葬礼连绵不断，而送葬者却寥寥无几”，教堂和墓地都已经没有办法容纳尸体了，于是尸体不得不像堆放在一起掩埋。

由于人口剧减，曾经繁忙的田园无人耕耘，奶牛随意在大街上散步，飘香的酒窖无人问津，欧洲许多地区发生了饥荒。

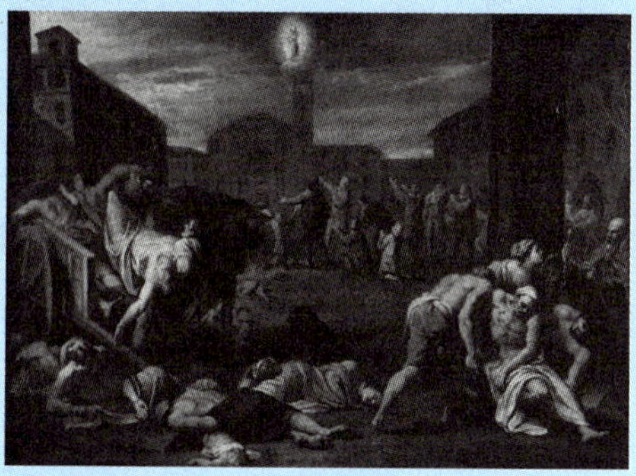

反映中世界黑死病暴发的画作

最早的疫苗，是人类在与天花抗争的过程中产生的。1796 年，英国人爱德华·詹纳（Edward Jenner）开创性地将挤奶工手上的牛痘的提取物接种到健康人身上并使之成功获得对天花的免疫，开创了预防接种的先河。

我国自 1978 年实施计划免疫政策以来，免疫规划工作已取得显著成效，极大提高了儿童的健康水平。

二、儿童发展科学

人类种系发展是灵长类动物种系发展的延续，人类个体发展是人类种系发展的浓缩。较之动物种系发展更多受生物规律支配和物质条件影响，人类种系发展同时受历史文化发展规律和社会文化发展等因素影响，并具有独特的物质和精神生活内涵。人类个体发展是指个体身心整体的连续变化过程以及身体、生理、心理、行为等方面的发育、成长、分化、成熟、变化的具体过程。

儿童发展主要是指人类个体全程发展过程中从不成熟到成熟、不断完善、螺旋上升的特殊成长阶段。较之成人发展阶段特别是老年发展阶段，儿童发展阶段具有开端基础性、快速递进性和环境易感性的独特性质。儿童发展是连续性与间断性的统一过程，整个发展大阶段通常表现为若干连续的发展小阶段，而这些发展小阶段划分的一个客观依据就是相对稳定的“年龄特征”。我国学者充分借鉴各国学者的生物变化或种系演变规律或心理特质变化等多学科或流派的儿童发展阶段划分标准，并结合我国儿童自身特点，形成了本土划分标准。因此，为了深化儿童发展、教育和服务等相关研究，需要分段并专门推进。其中，婴幼儿期是儿童身心飞速发展的一个关键时期。

截至目前，儿童发展研究对象已经包含从个人生命诞生到个人走向成熟的整个发展历程以及生理发展、认知发展、个性与社会性发展、文化性发展等四个基本领域，广泛涉及生物学、人类学、社会学、心理学、教育学、医学、神经科学（含脑科学）等多学科交叉综合、多应用领域跨界融合、被全世界高度重视且日益统一的显赫学科——儿童发展科学。

要了解更多儿童发展科学理论，可以拓展阅读有关代表性著作或论文。限于篇幅，下面主要简介儿童动作发展和儿童认知发展的基础理论知识。

（一）儿童动作发展

儿童动作发展的基础是神经系统与肌肉的发育成熟。因为神经系统与肌肉的发育遵循一定规律，故儿童所能掌握的动作也呈现出固定的时间与顺序。尤其在出生后第一年，也就是婴儿期，儿童的动作伴随着神经系统与肌肉的生长飞速发展。主要的发展规律概述如下：

（1）新生儿有一些无须训练、先天具备的动作，这些动作又称“反射”，包括吸吮反射、觅食反射、握持反射、踏步反射等。

（2）2～4个月的婴儿学会抬头，或用手臂支撑挺起胸部。

（3）2～5个月的婴儿学会翻身。

（4）5～8个月的婴儿学会不在外界帮助下坐。

（5）5～10个月的婴儿学会扶着家具或在他人帮助下站立。

（6）6～11个月的婴儿学会独立站起来。

（7）7～12个月的婴儿学会爬行。

（8）7～13个月的幼儿学会扶着家具走路。

（9）11～15个月的幼儿学会独立行走。

从以上动作发展规律我们可以看出，每个关键动作的习得，都不是固定在一个精确的时间点，而是在相当长的时间段里。这体现了每个儿童的动作发展既遵从一定规律，又具备各自独特性。同时也可以看出，执行上述动作的肌肉都是颈部、手臂、腿部的大肌肉。这是因为，大肌肉和支配大肌肉的神经优先发育，而诸如手部的小肌肉和相应神经较晚发育，故类似握笔、画图、剪纸这类由手部小肌肉执行的精细动作是迟滞于大动作发展起来的。

既然每个具有代表性的动作的习得都在时间段里而非在时间点上，那么如何整体性地评价特定儿童动作发展是否正常呢？这就需要制订能够对儿童动作发展进行较为精确量化的评分表。现行较为权威的评分表是国家卫生和计划生育委员会于2017年10月12日发布的《0岁～6岁儿童发育行为评估量表（儿心量表-II)》。

（二）儿童认知发展

儿童认知发展科学，是儿童心理学和儿科学共同关注的领域，是二者交叉后形成的一个学科分支。它的发展，也为一些近年来越来越受到人们重视的儿童病症，如孤独症或孤独症谱系障碍等，提供了探索应对措施的理论基础。

有关儿童认识发展最重要的理论是瑞士著名发展心理学家皮亚杰（Jean Piaget）提出的认知发展理论（Cognitive Development Theory）。根据该理论，儿童认知发展分为四个阶段：

（1）感知运动阶段（Sensorimotor Stage）：0～2岁儿童通过协调感觉经验（如看、听）与身体的肌肉运动来建构对世界的理解。该阶段儿童还不能对主体与客体做出分化，所具有的只是一种图形的知识（Figurative Knowledge），即仅仅是对刺激的认识。

（2）前运算阶段（Preoperational Stage）：2～7岁的儿童将感知动作内化为表象，建立了符号功能，可凭借心理符号（主要是表象）进行思维，例如能凭借语言和各种示意手段来表征事物，从而使思维有了质的飞跃。但该阶段儿童还不能形成正确的概念，他们的判断受直觉思维支配。其中一个重要表现是“缺乏守恒概念”。

（3）具体运算阶段（Concrete Operations Stage）：6～12 岁的儿童认知结构由前运算阶段的表象图式演化为运算图式。具体运算思维的特点：具有守恒性、脱自我中心性和可逆性。

（4）形式运算阶段（Formal Operations Stage）：11、12 岁及以上儿童思维发展到抽象逻辑推理水平。该阶段儿童开始不再依靠具体事物来运算，而能对抽象的和表征的材料进行逻辑运算。

以上四个认知阶段出现的一般年龄虽因个人智慧程度或社会环境不同可能会有差异，但各个阶段出现的先后顺序不会变。而且，各个阶段作为一个整体结构，它们之间不能彼此互换。

另外，对于儿童心智发展影响力较大的理论有美国精神病及儿科临床教授斯坦利·格林斯潘（Stanley Greenspan）提出的功能情绪发展阶段（Functional Emotional Developmental Capacities，FEDCs）。格林斯潘认为，一个心智健全的儿童需要在成长过程中先后掌握如下 6 点“里程碑”式的能力：

（1）自我调控（使得自己平静和专注），对世界好奇、感兴趣（Self-Regulation and Interest in the World）。

（2）建立亲密联系，感受爱和温暖（Engaging & Relating）。

（3）有目的性地进行双向交流（Purposeful Two-way communication）。

（4）具备进行复杂的交流和共同解决问题的能力（Complex Communication & Shared Problem Solving）。

（5）使用符号或象征（包括语言）并创造情感上的意念（Using Symbols and Creating Emotional Ideas）。

（6）形成联想，开始有逻辑思维（Logical Thinking and Building Bridges between Ideas）。

知识链接

格林斯潘认为，6 点“里程碑”式的能力是递进式的，喂养良好及心智发展正常的儿童往往在 4～5 岁即能先后掌握以上能力。动作发展滞后、听觉发展滞后等特殊情况的儿童需要更长时间或在家长或治疗者有意识的帮助下才能达到每个阶段的要求。这 6

大能力之所以重要，是因为它们是儿童未来人生学习和发展的基础，就好比想建筑摩天大厦必须要先打下坚实的奠基石一样。

三、营养科学

中国有句话，叫“民以食为天”，可见饮食对百姓的重要性。营养科学也正是蕴含在每个人每一天饮食里的科学，并伴随着化学、生物学、生理学、医学等学科的发展，成为一门独立的、为提高全人类健康水平、保障儿童生长发育、预防各种与饮食相关疾病、倡导健康生活方式的重要科学。

古人很早以前就在总结了大量生活、生产经验的基础上，形成朴素的营养学观念。例如早在春秋战国至秦汉这段历史时期，我国最早的中医理论著作《黄帝内经》就记载了“五谷为养、五果为助、五畜为益、五菜为充”。可见古代医家强调了食物多样性对身体健康的重要性。同时对各种食物的分类及不同类食物的不同作用的介绍，也与现代营养学所提倡的平衡膳食模式基本吻合。

视野拓展

中国古代食物品种较现今明显匮乏，例如缺少红薯、土豆等薯类，苹果、葡萄等水果，西红柿、胡萝卜等蔬菜，中原农耕民族较难获取牛奶、羊奶等乳制品及鱼、虾等水产品。

食物的种类很多，但不论是家常便饭还是山珍海味，食物在进入人体经胃肠道加工、降解后，其中能被人体消化、吸收、利用的不外乎就是六大营养素：糖类（碳水化合物）、蛋白质、脂类（脂质）、矿物质（无机盐）、维生素、水。也有“七大营养素”之说，有些专家认为可将糖类细分为两大类：可吸收的碳水化合物和不可吸收的膳食纤维。本书采用“六大营养素”的分类方法。

在六大营养素中，糖类、蛋白质、脂肪能分解产生热量，故又统称为产热营养素。常用的热量单位是焦耳（J）和卡路里（cal），二者的换算公式是 1cal=4.18J。每个人每日所需热量与其年龄、性别、基础代谢率、身体活动水平等相关，故各不相同。我国成人（18～49 岁）每日能量需要为：男性 9 410kJ（2 250kcal）、女性 7 530kJ（1 800kcal），总体 1 600～2 400kcal。同等质量的糖类、蛋白质、脂类分解产生的热量也不一样，1g 的糖类或蛋白质分解产生约 4kcal 热量，而 1g 脂肪分解产生约 9kcal 热量。

矿物质是构成人体组织和维持正常生理功能的重要营养素，根据人体含量多少分为常量元素（钙、氯、镁、磷、钾、钠、硫）和微量元素（铬、钴、铜、氟、碘、铁、锰、钼、硒、锌）。钙盐、磷盐是构成人体骨骼和牙齿的主要物质，钾离子、钠离子在细胞膜内外的浓度差及流通是人体神经电活动的基础。碘和铁分别是合成甲状腺激素、血红球蛋白的原料，因而缺碘、缺铁是导致呆小症（克汀病）和贫血的重要原因。

维生素是较为特殊的营养素，它既不提供热量，又不构成人体组织。但维生素在物质代谢、维持人体正常生理活动中发挥着重要的作用。根据在不同溶剂中的溶解度，维生素分为水溶性维生素（维生素 B、维生素 C）和脂溶性维生素（维生素 A、维生素 D、维生素 E、维生素 K）。对于儿童来说，较为常见的维生素相关疾病是维生素 D 缺乏型佝偻病。

四、医药科学

（一）儿科学

儿科学是临床医学的二级学科，是一门通过研究儿童生长发育规律，以及儿童疾病的预防、诊断和治疗，从而达到保障儿童健康、提高生命质量目标的科学。

知识链接

儿科学中经常提及的围生期特指胎龄满 28 周至出生后不满 1 周的小儿。之所以人为划分出该时期，是因为处于此阶段的小儿受环境影响因素颇大，患病率和死亡率最高。

早期的儿科学主要探讨儿童传染性疾病。但对于这些疾病，当时没有有效的治疗方法。直至疫苗、抗生素的出现，才使得一直以来较高的儿童病死率得以控制。在我国，随着医疗水平和儿科、产科疾病诊治水平的提高，儿童死亡率逐年下降。

以下对儿童常见疾病做简要介绍：

1. 常见感染性疾病

引起感染性疾病的病原体包括病毒、细菌、真菌及寄生虫。儿童因免疫系统尚未发育完善，故较成人更易受各种病原体侵袭。

有一类儿童感染性疾病因为都伴有皮疹的表现，故统称为“儿科出疹性疾病”。此类感染性疾病的病原体多为病毒或细菌，最常见的有麻疹、风疹、水痘、手足口病、猩红热、伤寒等，相应病原体分别为麻疹病毒、风疹病毒、水痘－带状疱疹病毒、肠道病毒 71 型 / 柯萨奇病毒 A16 型、β 溶血性链球菌、伤寒沙门氏菌。虽然这类疾病往往都具有发热、咽痛等类似上呼吸道感染的前驱症状和随后的皮肤出疹现象，但发热与出疹的间隔时间、皮疹出现部位的先后顺序、皮疹的分布与性状，以及其他的伴随症状各有各的特点，这些差异也有助于鉴别这些儿科出疹性疾病。例如，风疹往往在发烧当日或次日即出疹，而麻疹多在发烧 3 ～ 4 日后才出疹；水痘出疹部位和顺序为头皮—面部—颈部—躯干—四肢（向心性分布），皮肤可同时存在红斑、水疱、痂皮三个不同阶段的皮疹（“三世同堂”），而手足口病皮疹多仅见于手、足、臀部及肛门附近（离心性分布），同时多伴有口腔疼痛性溃疡。再如麻疹可伴随两侧乳磨牙旁颊黏膜白斑，即所谓费 – 科氏斑（Koplik’s Spot），风疹可伴有耳后及枕后淋巴结肿大，猩红热可伴有舌乳头肿大（表现为“杨梅舌”）等。

2. 常见营养性疾病

儿童营养性疾病又称儿童营养障碍疾病，主要包括蛋白质 – 能量营养不良（Protein-Energy Malnutrition，PEM）、儿童单纯性肥胖、维生素营养障碍、微量元素缺乏。

蛋白质 – 能量营养不良常简称为营养不良，其和儿童感染性疾病是导致儿童死亡最重要的原因。如今我国儿童严重营养不良虽已很少见，但因喂养不当或儿童饮食习惯不佳，如偏食、挑食等，轻度至中度营养不良发病率仍较高。喂养不当的情形有母乳不足而未及时添加其他富含蛋白质的牛奶、奶粉配制过稀、突然停奶而未及时添加辅食、长期以淀粉类食物（粥、米粉）喂养等。

儿童营养不良最早表现为活动减少、精神较差、体重生长速度不增，随营养不良加重，体重逐渐下降，出现消瘦。皮下脂肪层厚度可用于判断营养不良程度，其消耗顺序先是腹部，其次为躯干、臀部、四肢，最后为面颊。儿童严重营养不良时，皮下脂肪消失，皮肤干燥，肌肉松弛、萎缩甚至呈“皮包骨”状。营养不良还常伴有营养性贫血、维生素 A 缺乏等，且免疫低下，易受感染。

儿童营养不良重在预防，包括合理喂养及推广和应用生长发育监测图。提倡母乳喂养并及时添加辅食，采用混合喂养或人工喂养时应做好指导工作。注意纠正儿童偏食、挑食、吃不健康零食的不良习惯。

儿童单纯性肥胖是长期能量摄入超过人体消耗、体内脂肪过度聚积、体重超过参考值范围的一种营养障碍性疾病。肥胖对儿童的危害可以是长期的，可导致成年后的代谢综合征（腹型肥胖、血糖升高、高血压、血脂异常），并可诱发儿童自卑、胆怯、孤独等心理障碍。在我国部分城市，学龄期儿童超重和肥胖率已高达 10%。

肥胖的治疗是一个长期的过程，主张饮食疗法和运动疗法同步进行，辅以心理治疗。推荐低脂肪、低糖类和高蛋白、高微量营养素、适量纤维素的食谱。家长需做好示范，帮助儿童形成良好的饮食习惯，不吃零食、夜宵，细嚼慢咽。运动疗法应注意循序渐进，选择儿童喜欢和易于坚持的运动，每天坚持运动至少 30 分钟，活动量以活动后轻松愉快、不感到疲劳为原则。

儿童维生素营养障碍常见的有维生素 A 缺乏症和维生素 D 缺乏症。维生素 A 缺乏表现为暗光中视物不清、干眼症、皮肤干燥、生长发育障碍、易受感染、贫血等。维生素 D 缺乏表现为易激惹、多汗、手足搐搦等低血钙及神经兴奋性增高症状，以及方颅、肋膈沟、鸡胸、X 形腿、O 形腿等骨骼改变。

维生素 A 在食物中主要存在于蛋、内脏等动物性食物，深色蔬菜和水果中富含的胡萝卜素亦可转化为维生素 A；维生素 D 通过天然食物获取来源很有限，主要通过皮肤在阳光中的紫外线照射下合成。因此预防和治疗维生素 A、维生素 D 缺乏症关键在于多摄取上述食物和保证充分的日照。部分儿童或孕妇还应视情况补充相应的维生素制剂。

微量元素缺乏在儿童中最常见的是缺铁及其所致的缺铁性贫血，以 6 个月至 2 岁婴幼儿最为常见，严重威胁儿童健康，是我国重点防治的儿童常见病之一。缺铁性贫血表现为皮肤黏膜苍白，以口唇、甲床处明显，同时有易疲乏、不爱活动等表现。年长儿可自诉头晕、眼前发黑、耳鸣等。此外，各系统因供血不足而表现出相应症状，如消化系统缺血可出现食欲减退、呕吐等，神经系统缺血可出现烦躁不安、精神不集中等，心血管系统缺血可出现心率加快等。

防治缺铁性贫血需要提倡母乳喂养并做好喂养指导，及时添加含铁辅食（如动物血、红肉、内脏、鱼等）、纠正偏食等不良饮食习惯，治疗可引起慢性失血的原发病（如钩虫病、肠道畸形等）。必要时给予口服或注射铁剂治疗。

（二）预防医学

预防医学（Preventive Medicine）是一门医学分支学科，与临床医学主要研究个体所患疾病的诊断和治疗不同的是，预防医学旨在对个体和特定群体进行疾病的预防，或是在疾病初始阶段终止其进展、在疾病进展阶段避免并发症。现代预防医学作为一门独立学科的建立以及在实践中的应用有赖于显微镜、疫苗、抗生素等的发明及相应的微生物学、免疫学、传染病学等学科的进步。在 19 世纪中叶，巴斯德（Louis Pasteur）发现了微生物在感染中发挥的重要角色，开辟了现代预防医学的新纪元。现如今，不断进步的医学科学和技术也扩展到了预防医学研究领域，例如随着心理因素、生活习惯、基因、膳食营养等与健康之间存在的关系被逐渐揭示，预防医学也相应地形成身心疾病预防、代谢疾病预防、遗传病预防、营养相关疾病预防等研究方向。

1. 预防医学的学科体系

现代预防医学已发展为较大的学科体系，包含流行病学、医学统计学、环境卫生科学、社会与行为科学及卫生管理学 5 大学科。其中流行病学和医学统计学是预防医学的基础方法学，用于了解和分析不同疾病的分布规律，找出决定健康的因素，评价干预方法效果。

2. 健康决定因素

预防医学把决定个体和人群健康状态的因素称为健康决定因素，即通常所说的影响健康的因素，包括社会经济因素（收入、社会地位、文化背景、受教育程度等）、环境因素（生活或工作中接触到的各种物理、化学、生物性物质）、个人因素（生活习惯、遗传素质等）、卫生服务因素（卫生机构分布、卫生资源配置等）。

3. 三级预防策略

疾病从发生到结局，一般经历健康期、病理发生期、临床前期、临床期、结局 5 个阶段。在不同阶段，预防疾病的发生、进展或避免并发症构成了三级预防策略。第一级预防又称病因预防，指通过采取措施消除致病因素对机体危害的影响或提高机体的抵抗力来预防疾病的发生。例如，通过健康教育培养良好的饮食、行为与生活习惯预防营养相关性疾病、代谢疾病；通过计划免疫预防传染病；通过婚前检查和禁止近亲结婚预防先天性疾病等。第二级预防指在疾病的病理发生期和临床前期，在患者尚未出现临床症状时，通过普查、筛检、健康体检、高危人群重点项目检查等方式达到早期发现、早期诊断、早期治疗的“三早”预防目的。对于传染病，除了“三早”，尚需做到疫情早报告及患者早隔离，即“五早”。第三级预防指对临床期患者采取及时、有效的治疗措施，防止病情恶化、预防并发症和伤残；对已丧失劳动力或残疾者，通过功能锻炼、心理康复、家庭护理指导，使之尽量恢复生活和劳动能力、能参加社会活动并延长寿命。

知识链接

有些危险因素的控制既可以是第一级预防，也可以是第二级或第三级预防。例如高血压的控制，就高血压病本身来讲，是第三级预防，但对脑卒中和冠心病来讲，是第一级预防。

第三节　与婴幼儿健康管理相关的人文社会科学基础

随着科学的发展，人们对儿童的生理、心理、教育等诸多方面有了更多、更深刻的了解，因而对儿童的看法也发生了根本性的变化，社会不仅开始承认儿童的独特性，而且通过法律、法规等来保障儿童的利益。目前，世界上有关“儿童权利”的国际法、条约和宣言已达 80 多个。其中最著名的是 1989 年联合国大会一致通过的《儿童权利公约》，肯定儿童拥有基本人权，包括生命、发展和充分参与社会、文化、教育生活以及他们个人成长与福利所必需的其他活动的权利。

一、学前教育学

（一）儿童观

儿童观是指人们对儿童的根本看法和态度，是成人如何看待和对待儿童的观点的总和。儿童观与教育观紧密联系，树立科学的儿童观，是做好教育工作的前提。

儿童期是对人一生有着重要影响的时期，然而又是易被成人忽视，儿童自己却全然不知其价值、全然不能把握其进程的时期；这是一个蕴藏着巨大发展潜力和可塑性而又非常脆弱、非常容易被错误定向的时期；这是一个稚嫩的、需要成人精心照顾和保护的时期，然而又是其自理、自立、迈向独立的需求日益增长的时期。成人应树立正确的儿童观，把儿童看作一个独立的个体，而不是成人的一部分或“小大人”，应“把儿童看作儿童”，即尊重儿童的自然发展规律，尊重其自然成长速度，“创造与生命特性一致的教育”，为儿童的发展提供条件，让儿童自己开发自己的潜能，自己塑造自己。

历史上出现过多种儿童观，诸如“成人说”“原罪说”“生长说”“自然发展说”等。现代儿童观反映现代社会的价值取向、时代特点，主要包含以下内容：

（1）儿童是现实的人。儿童和成人一样具有丰富的精神世界和独立的社会地位，他们是有能力的、积极主动的权利主体，应有主动发展自己潜能的机会，并在成长和发展过程中充分行使自己的权利。

（2）儿童是发展中的人。儿童正处于身心发展的关键时期，各方面都具有极大的发展潜力。儿童作为生命体，是可教的、可能的、有潜力的，处在不断成长变化中的人。

（3）儿童是全方位不断发展的个体。儿童作为一个完整的生命体，其成长具有综合性，是由多方面构成的，不仅包括身体的发育、知识的获取、情感的体验，还包括技能的掌握、思维的深化、道德的发展和心理的成长等。

（4）儿童是富有差异的个体。每个儿童都是一个独立的个体，其成长过程都具有复杂性，由于遗传因素、家庭环境和成长经历的不同，他们有属于自己的天赋、兴趣和爱好，具有自己独特的气质和鲜活的个性。

（二）教育观

教育观是人们对教育现实的一种富于价值取向的理性认识，是指导教育行为的一种思想意识，它对于教育实践起着巨大的指导作用。随着人们对儿童期价值的深入了解，学前儿童的发展与教育已受到世界各国政府和教育界的广泛重视。从 20 世纪后半叶开始，学前教育从单纯注重智力因素逐渐转向关注儿童的全面发展，尤其是以对儿童非智力因素的培养、个性的健全发展为主。同时，强调全面发展并不是整齐划一，而是在全面发展的基础上，注重培养婴幼儿具有个体特质，更好地整合个人和社会之间的张力。

我国政府 2010 年颁布的《国家中长期教育改革和发展规划纲要》（2010—2020 年）中，在学前教育部分提出“学前教育对幼儿身心健康、习惯养成、智力发展具有重要意义。遵循幼儿身心发展规律，坚持科学保教方法，保障幼儿快乐健康成长”。这是我国现阶段对学前教育事业的发展理念。不同于其他阶段的基础教育，学前教育具有保教结合的特点，托幼机构的一切教育活动都应当在保育的前提下开展，健康的身体是幼儿成长发展之本，在全面发展的前提下，要格外关注幼儿身心的健康成长。同时，由于学前教育的启蒙性、直接经验性的特点，现代科学的学前教育观认为，在教育方式上，幼儿教育要寓教于活动之中，为幼儿提供丰富的实物材料和真实的生活情形。在教学活动中，为幼儿提供操作、观察的机会，使幼儿潜移默化地受到教育。同时，重视游戏活动，注重发挥游戏的教育价值，以及游戏对幼儿成长的重要意义。

二、伦理学

伦理是道德的外在化，属于客观的行为关系，表现为显示的群体规范，它具有外在性、客观性、群体性的特征。伦理观是人们对于伦理问题的根本看法和态度，是世界观、人生观、价值观的集中体现。

健康管理伦理是指个人、团体、国家在健康管理中应该遵守的行为准则和规范，以及个人、团体、国家对公共健康应该承担的道德责任。健康管理中的伦理要求包括：

（1）以人为本、以健康为中心：健康管理提供者应尊重服务对象，正确判断、及时处理服务对象的相关健康问题。

（2）保护健康服务对象的隐私：健康管理人员可能知晓健康管理对象的身高、体重、个人史、职业史、身体缺陷、疾病史、家庭状况等诸多信息，这些信息属于个人隐私，应为服务对象保密。

（3）公平原则：健康管理的最终目标应是提高全民健康水平，因此健康管理服务的对象不能局限于高端人群，服务对象应有权平等享有健康管理服务。

（4）避免过度诊疗原则：健康管理服务不应加重健康管理对象的经济和心理负担，不应为增加经济效益而任意增加体检项目，应避免重复检查等。

（5）有利原则：健康管理服务提供者应维护服务对象利益，使之利益最大化。在健康干预中还应帮助健康管理对象树立并提高健康意识水平，这有助于提高健康管理效果。

三、相关政策和法律法规

健康对于人类的重要性不言而喻。我国政府历来高度重视儿童的健康成长，近些年来，除对环境污染、医疗卫生、食品安全等公共问题加大了监管和治理的力度，还专门围绕儿童的健康与发展出台了一系列政策文件，以权威形式标准化地规定了在当前及未来一段时期，增进儿童健康的行动原则、具体任务及工作形式，有效规范和引导儿童的健康发展。

《中国儿童发展纲要（2010—2020年）》从健康、教育、福利等方面详细规定了十年内中国儿童发展的目标和策略措施。

《国家人权行动计划（2016—2020年）》提出了应当坚持儿童优先原则，并要求强化政府和社会保障儿童权益的责任，将儿童健康权作为一项基本人权，其中在有关儿童权利的部分也强调应当保障儿童健康权，加强出生缺陷综合防治，加强儿童疾病防治和预防伤害。

首都儿科研究所、中国社区卫生协会、中国疾病预防控制中心以及中国医学科学院北京协和医院以《0～6岁儿童健康管理服务规范》（2011年版）为依据，对“服务规范”的内容和要求进行细化和具体化，形成推荐性卫生行业标准《0～6岁儿童健康管理技术规范》（以下简称《规范》）。《规范》于2015年7月8日由国家卫生计生委发布，适用于城乡基层医疗卫生机构提供国家基本公共卫生服务时对0～6岁儿童的健康管理，自2016年1月1日起施行。

在婴幼儿健康管理活动中，政府、婴幼儿健康管理机构、婴幼儿健康管理服务提供者等主体均应遵守相关法律法规的规定，依法行使权利（力）、履行义务并承担责任。

疾病预防与控制法律制度

医疗服务管理法律制度

第四节　婴幼儿健康管理的流程和基本策略

健康管理不仅是一个概念，也是一种方法，更是一套完善、周密的服务程序，其目的在于使病人、亚健康人群以及健康人群更好地恢复健康、维护健康、促进健康，并节约经费开支，有效降低医疗支出。所以，遵循科学规范的健康管理流程是非常有必要的。

一、婴幼儿健康管理的流程

婴幼儿健康管理遵循与成人健康管理基本一致的流程与方法，但在实践中应根据婴幼儿生理、心理特点做出适当调整。在婴幼儿健康管理中通常采用如下流程：

（一）婴幼儿健康监测

1. 婴幼儿健康管理体检

体检是开展婴幼儿健康管理的基本方法，要以婴幼儿的健康需求为基础，按照“早发现、早干预”的原则来选定体格检查的项目。检查的结果对后期的健康干预活动具有明确的指导意义。具体的健康管理体检项目可以根据婴幼儿的年龄、性别、生活特点以及营养状况等进行调整。目前一般的体检服务所提供的信息应该可以满足这方面的要求。

2. 婴幼儿健康状况综合调查

除健康体检外，还要对与健康有关的生活方式、社会环境因素等进行全面系统的调查，为寻找影响健康的原因提供有力依据。

了解和掌握婴幼儿的健康，进行婴幼儿健康状况检查与信息搜集。一般采用“问卷＋体检”的方法。获取的信息应包含但不限于如下信息：

（1）婴幼儿一般信息：性别、年龄、家庭环境等；

（2）婴幼儿目前健康状况：是否有在患疾病、既往患病史、疾病家族史、遗传病史等；

（3）婴幼儿生活、饮食习惯：婴幼儿每日活动量、睡眠情况、膳食模式、二便情况等；

（4）体格检查和实验室检查：身高、体重、BMI、头围、血常规、尿常规等；

（5）神经心理发育评估：采用评分量表进行神经心理发育评估，必要时进行诊断性筛查。

3. 婴幼儿电子健康档案的建立

把健康体检和健康状况调查的全部资料录入到计算机系统，建立全面系统的电子档案，而且该档案应是不间断、连续地记载与健康有关的所有信息，即所谓实时可跟踪的电子健康档案。

（二）婴幼儿健康评估

根据搜集的信息进行婴幼儿健康风险评估和婴幼儿健康评价：对婴幼儿目前的生活习惯、饮食习惯、生理（体检）指标及未来患病或死亡的危险性进行定性或量化评估。通过分析婴幼儿患病史、家族史、遗传病史、生活习惯、饮食习惯和神经心理发育等问卷或量表获取的资料，可以为婴幼儿提供一系列的评估报告，其中包括用来反映各项检查指标状况的婴幼儿健康体检报告、婴幼儿总体健康评估报告、婴幼儿神经心理发育状况评估报告等。其目的是为诊治疾病、维护和促进改善婴幼儿健康、管理和控制婴幼儿健康风险提供科学依据。

具有科学意义的疾病早期筛查及健康风险评估与健康管理措施有着密切的联系。从某种程度上说，疾病风险评估起着监看管理分流器的作用，通过疾病风险评估可以对婴幼儿人群进行分类，对处于不同类型和等级的婴幼儿人群实施不同的健康管理策略，实现有效的婴幼儿健康管理。可以说，没有科学的疾病早期筛查及健康风险评估，健康管理就无从做起。目前 HRA 是最先进的疾病早期筛查及健康风险评估技术产品，与其他手段相比，其取得的数据更全面、更真实，也更有效，完全可以胜任健康管理数据采集的责任，是健康管理的科学依据。

（三）婴幼儿健康综合干预

在前两步基础上开展婴幼儿健康风险干预和健康促进，以多种形式来帮助婴幼儿采取行动、纠正不良的生活方式和习惯，控制健康危险因素，如：纠正挑食偏食、纠正营养不良或营养过剩、体育锻炼指导、心理疏导等。

1. 婴幼儿健康管理咨询

在完成上述步骤后，婴幼儿家长可以得到不同层次的健康咨询服务。家长可以带婴幼儿去健康管理服务中心接受咨询，也可以由健康管理师通过电话等移动通信手段与婴幼儿家长进行沟通。内容可以包括以下几个方面：解释婴幼儿健康信息、健康评估结果及其对健康的影响，制订婴幼儿健康管理计划，提供婴幼儿健康指导，制订随访跟踪计划等。

2. 婴幼儿健康管理后续服务

婴幼儿健康管理的后续服务内容主要取决于被服务者（人群）的情况以及资源的多少，可以根据个人及人群的需求提供不同的服务。后续服务的形式可以是通过互联网提供婴幼儿健康信息和开展婴幼儿健康指导，定期寄送婴幼儿健康管理通讯和健康提示，以及提供个性化的婴幼儿健康改善行动计划。监督随访是后续服务的一个常用手段。随访的主要内容是检查婴幼儿健康管理计划的实施状况，并检查（必要时测量）主要危险因素的变化情况。婴幼儿健康教育课堂也是后续服务的重要措施，在营养改善、生活习惯改变与疾病控制方面有很好的效果。

3. 专项的婴幼儿健康及疾病管理服务

除了常规的健康管理服务外，还可根据具体情况为婴幼儿提供专项的健康管理服务。对已患有疾病的婴幼儿，可提供针对特定疾病或疾病危险因素的服务，如肥胖、营养不良及相关危险因素管理、神经心理发育、运动、营养及膳食咨询等。对未患病婴幼儿，可提供的服务也很多，如婴幼儿健康教育、生活习惯改善咨询等。

二、婴幼儿健康管理的基本策略

婴幼儿健康管理基本策略是通过婴幼儿健康评估和控制婴幼儿健康风险，达到维护婴幼儿健康的目的。健康管理的基本策略有六种，包括婴幼儿生活方式管理、婴幼儿需求管理、婴幼儿疾病管理、婴幼儿灾难性病伤管理、婴幼儿残疾管理和综合的婴幼儿群体健康管理。

（一）婴幼儿生活方式管理

婴幼儿生活方式与婴幼儿健康息息相关。例如，对大多数肥胖婴幼儿来说，合理减少膳食中能量摄入及增加活动是主要的治疗方法。婴幼儿生活方式管理通过健康促进技术，如行为纠正和健康教育，来保护婴幼儿远离不良行为，减少危险因素对婴幼儿健康的损害，预防疾病，改善健康。平衡膳食、充足的身体活动、良好的作息习惯、适宜的生活环境等是目前对婴幼儿进行生活方式管理的重点。

（二）婴幼儿需求管理

婴幼儿需求管理是通过帮助婴幼儿家长维护婴幼儿健康和寻求恰当的婴幼儿健康服

务，达到控制医疗成本、促进婴幼儿健康服务的合理利用的目的。其手段包括：帮助婴幼儿家长规避特定的婴幼儿健康危险因素、采纳正确的策略引导婴幼儿健康的生活方式、加强婴幼儿保健和健康风险干预意识等。

（三）婴幼儿疾病管理

运用循证医学和增强婴幼儿家长及婴幼儿个人能力的策略来预防疾病的恶化。内容具体包含：人群识别、循证医学的指导、医生与服务提供者协调运作、患儿自我管理教育、过程与结果的预测和管理，以及定期的报告和反馈。

（四）婴幼儿灾难性病伤管理

婴幼儿灾难性病伤管理是婴幼儿疾病管理的一个特殊类型，它关注的是“灾难性”的疾病或伤害。这里指对健康的危害十分严重，也可以指其造成的医疗卫生花费巨大，常见于严重遗传病、恶性肿瘤、严重外伤等情形。

（五）婴幼儿残疾管理

婴幼儿残疾管理的目的是减少婴幼儿发生残疾事故的频率和费用。从家庭、社会及婴幼儿未来雇主的角度出发，根据伤残程度分别处理，尽量减少因残疾造成婴幼儿的活动和生活能力下降。

（六）综合的婴幼儿群体健康管理

综合的婴幼儿群体健康管理通过协调上述不同的健康管理策略来对婴幼儿个体提供更为全面的健康管理。婴幼儿群体健康管理成功的关键在于系统性搜集婴幼儿健康状况、健康风险、疾病严重程度等方面的信息，以及评估这些信息和临床的关联，以确定健康、伤残、疾病、并发症、恢复正常功能或正常生活的可能性。

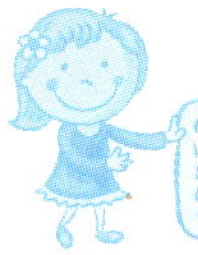

本章小结

本章是本门课程的开篇，也是相关概念和原理的基础，主要阐述健康、健康管理、健康服务以及婴幼儿健康管理等基本概念，进而分析了与婴幼儿健康管理相关的自然科学和人文社会科学的基础理论知识，并明确了婴幼儿健康管理的流程和基本策略。第一节介绍了健康、健康管理、健康服务等概念，同时介绍了婴幼儿健康管理职业和专业从业人员。第二节和第三节从学科的角度介绍与婴幼儿健康管理相关的自然科学和人文社会科学基础知识，其中，第二节主要阐述了细胞生物学、遗传学、免疫学、儿童发展科学、营养科学以及医药科学等与婴幼儿健康管理相关的自然科学知识；第三节则从人文科学、社会科学、法律法规、政策依据等方面介绍了与婴幼儿健康管理相关的人文社科基础知识和相关的法律法规。第四节阐述了婴幼儿健康管理的流程和策略。

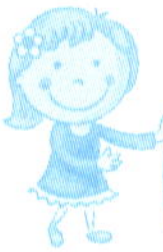

同步练习

一、名词解释

健康　健康管理　健康服务　婴幼儿健康管理

二、简答题

1. 简述正确的健康观。
2. 简述健康管理的科学流程和规范。
3. 简述正确的儿童观。
4. 简述健康管理的伦理要求。
5. 简述婴幼儿健康管理的基本策略。

三、思考题

1. 请从自然科学的角度分析健康管理的必要性和价值。
2. 请从人文社科及法律规范等方面，分析健康管理应该遵循的职业规范。

四、拓展学习与实践

1. 搜集或调查一个亚健康案例或病例，尝试从健康管理、自然科学基础等角度分析其问题产生的原因。

2. 上网搜索婴幼儿健康管理相关案例，尝试使用健康管理相关法律法规进行分析。

3. 针对一个婴幼儿健康管理的案例，运用婴幼儿健康管理的流程、方法和策略的相关原理进行分析，并提出改进建议，尝试制定规范、科学的流程。

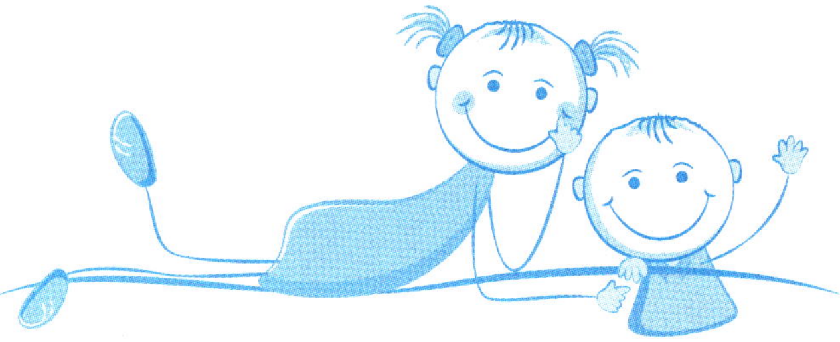

第二章　婴幼儿健康生活管理

学习目标

1. 通过探究婴幼儿健康管理工作，逐步确立正确的婴幼儿健康生活管理理念。
2. 掌握营养学基础知识和进行婴幼儿营养干预、营养教育的基本方法。
3. 掌握对婴幼儿运动科学组织与有效管理的方式方法。
4. 掌握科学干预婴幼儿不良生活方式的基本方法。

学习重难点

1. 掌握对婴幼儿进行营养干预和运动指导的方法。
2. 掌握婴幼儿常见的几种不健康生活方式的干预方法。

学习方法

1. 通过自学和集体讨论相结合的方式，深入理解婴幼儿健康生活管理涉及的基本概念。
2. 通过自学、上网搜索等方式了解与婴幼儿健康生活管理相关的知识，以及健康干预相关的政策与动向。
3. 通过自学或向营养学、运动学、医学专业人士学习等方式，了解与婴幼儿健康生活管理工作相关的工作方法，了解健康干预的工作要求与规范。

教学建议

1. 通过视频和文字案例、讨论等方式，引导学生学会分析婴幼儿膳食营养指导方案、运动干预方案。
2. 多向学生推荐与婴幼儿健康生活管理相关的书籍、视频或网络资源，激发学生的学习兴趣。
3. 提前预习运动人体科学相关理论，结合托幼机构婴幼儿运动案例进行深入分析。
4. 通过实践教学环节，指导学生运用所学原理设计婴幼儿营养和运动干预方案，并初步检验其有效性。

第一节　婴幼儿营养指导与膳食管理

一、婴幼儿营养需求特点

婴幼儿不是缩小版的大人，他们的人体生理构成、营养需求和生理维持与成人相比有着显著区别。

成人每日产生的热量主要消耗于四个方面：基础代谢、活动、食物特殊动力作用（食物热效应）、排泄食物。对于婴幼儿来说，则有相当一部分热量消耗于生长发育上，且婴幼儿基础代谢旺盛、活泼好动、运动量大，因此，婴幼儿对于能量的需要量（单位体重每日所需能量）相对高于成人。新生儿每日能量需要量最高，为 100 ～ 120kcal/(kg・d)，成人能量需要量为 30 ～ 40kcal/(kg・d)。

在三大产能营养素的产能配比上，婴幼儿也有异于成人，主要体现在婴幼儿由脂肪中获取的能量占总能量比例要高于成人，新生儿从脂肪中获取的能量占总能量的 45% ～ 48%，1 ～ 3 岁幼儿脂肪分解产生的能量占一日产生总能量的 30% ～ 40%，而成人的这一数值为 20% ～ 30%。

处于生长发育期的婴幼儿需要合成更多的蛋白质来促成组织器官的成熟，因此婴幼儿的营养需求较成人更应强调蛋白质的摄入。婴幼儿对蛋白质不仅有量的要求，还有质的要求，即婴幼儿摄入的蛋白应更多的是高生物价的优质蛋白，其主要来源为鱼、禽、蛋、

DHA 和 EPA

瘦肉、乳制品、大豆等。在我国以农耕文明为主的历史背景下，婴幼儿乳制品及水产品摄入量目前仍处于相对较低水平。推荐学前儿童每日应饮用奶 300 ～ 400mL 或相当量乳制品，学龄儿童每日饮用奶 300mL 或相当量乳制品。

知识链接

母乳中的蛋白质较牛乳生物价高，更易被婴儿吸收，母乳喂养时婴儿的蛋白质需要量为 2g/(kg · d)，而牛乳喂养时则需 3.5g/(kg · d)。初乳（分娩后 1 周内分泌的乳汁）中蛋白质浓度高达 20 ～ 30g/L，是成熟乳的 2 ～ 3 倍。因此母乳是婴儿最为理想的优质蛋白来源，应提倡纯母乳喂养，且确保新生儿第一口食物为母乳。

钙元素和维生素 D 是婴幼儿骨骼生长发育的重要物质，铁元素是婴幼儿血容量增长过程中合成血红蛋白的必要原料，因此保证这些营养素的摄入对于婴幼儿成长至关重要。母乳中的钙吸收率高，可满足乳儿每日钙需求量，但维生素 D 含量低，需要适宜的阳光照射促进婴儿皮肤合成维生素 D。对于无法保证适宜阳光照射的婴儿，可人为补充维生素 D 油剂或乳化水剂，达到每日额外补充维生素 D 10ug(400IU)。学龄前儿童和学龄儿童每日应饮奶并保证足够的户外活动时间，就能获取足够的钙和维生素 D。铁元素在母乳中含量少，婴儿在满 6 个月时，从母体中带出的铁元素消耗殆尽而血容量仍在快速扩张，应注意通过肉泥、肝泥等富铁元素辅食保证婴儿每日铁元素的摄入量。

对于活动量大、新陈代谢旺盛的婴幼儿来说，需要比成人摄入相对更多的水来维持机体正常运转。2 ～ 5 岁幼儿每日水的总摄入量应达 1 300 ～ 1 600mL，包括饮水和膳食中的汤水、牛奶等，且其中必须以白开水为主。学龄儿童一般建议每日饮白开水 800 ～ 1 400mL，其中 6 ～ 10 岁儿童应每日饮水 800 ～ 1 000mL，11 ～ 17 岁儿童每日饮水 1 100 ～ 1 400mL。

二、婴幼儿膳食管理

膳食模式是指膳食中各类食物的品种、数量、比例和消费的频率。平衡膳食模式指一段时间内膳食组成中的食物种类和比例可以最大限度地满足不同年龄、不同能量水平的健康人群的营养和健康需求。膳食模式中提及的食物品种是为制定膳食指南而将食物划分成的五大类：第一类为谷薯类，包括谷物（包括全谷物）和薯类，杂豆通常保持整颗粒状态食用，与全谷物概念相符，且常为主食的材料，故也归于此类；第二类为蔬菜、水果类；第三类为动物性食物，包括畜、禽、鱼、蛋、奶类；第四类为大豆、坚果类；第五类为纯能量食物。以上五大类食物，除供应 6 月龄内婴儿的母乳外，没有任何一种或一类食物可以单独满足人体所需的能量和全部营养素。因此确保食物多样性是平衡膳食模式的基本原则。

婴幼儿正处于快速生长发育阶段，不同年龄段对营养需求也有所不同。因此不同年龄段幼儿平衡膳食模式也有所区别，需要分别讨论。一般分为婴幼儿喂养管理和少年儿童膳食管理，前者可以进一步分为 6 月龄内婴儿母乳喂养管理和 7 ～ 24 月龄婴幼儿喂养管理，后者可以进一步分为学龄前儿童膳食管理和学龄儿童膳食管理。

（一）6 月龄内婴儿母乳喂养管理

6 月龄内是一生中生长发育最快的时期。该时期婴儿对能量和营养素有最高需求。与此同时，婴儿消化系统尚未发育完善，消化器官和排泄器官功能不健全。能够同时满足以上两点婴儿生理需求特点的最佳食物只有母乳。母乳除了能够提供 6 月龄内婴儿全部液体、能量和营养素外，还具有配方奶、动物奶等缺少的生物活性物质。研究表明，母乳喂养可降低婴幼儿肺炎、中耳炎、菌血症、脑膜炎、尿道炎等感染性疾病发病风险，降低婴幼儿湿疹、哮喘等过敏性疾病的风险，并有助于预防儿童肥胖，从而降低成年期慢性病风险。对母亲来说，母乳喂养能促进母亲产后体重恢复到孕前状态，降低母亲 2 型糖尿病、乳腺癌、卵巢癌等发病风险。

鉴于上述母乳喂养的诸多优点，实践中应做到尽早开奶并坚持 6 月龄内纯母乳喂养。刚出生的婴儿已具备强烈的觅食反射和吸吮反射能力，而婴儿吸吮乳头又会刺激乳晕中的蒙哥马利腺分泌吸引婴儿的气味，并刺激垂体分泌催乳素促进乳腺分泌乳汁。在婴儿娩出、脐带结扎并擦干羊水后应尽快让其与母亲皮肤接触并吸吮双侧乳头各 3 ～ 5 分钟以获取数毫升珍贵的初乳。此后最初几周应保证婴儿每日得到 8 ～ 12 次较为满足的母乳喂养和母亲每侧乳头每 2 ～ 3 小时得到吸吮一次。随着婴儿成长，胃容量增大和胃排空时间延长，喂养次数可降至每日 8 次，并逐渐从按需喂养模式过渡到规律喂养模式，夜间无喂养睡眠时间可达 5 小时。为保证母乳量充足，应合理安排产妇饮食，保证产妇的休息时间，让产妇享受哺喂和亲子互动，保持愉悦的心情。我国 0 ～ 6 月龄内婴儿的母亲日平均泌乳量约 750mL，足够婴儿每日所需。某些情况下无法在婴儿饥饿时直接哺喂，可采用间接哺喂方式，即用吸奶泵定时

初乳及母乳喂养建议

将母乳吸出并储存于低温环境，需要时再用奶瓶哺喂。一般来说，吸奶泵吸出的母乳，在室温（20℃～30℃）下可存放4小时，冷藏（4℃）可存放24～48小时，冷冻（–15℃～–5℃）可存放3～6个月。应使用一次性或严格消毒过的储奶瓶或储奶袋，保存的母乳使用前用温水加热再倒入喂养奶瓶。

（二）7～24月龄婴幼儿喂养管理

7～24月龄婴幼儿不能仅从母乳获取足够的营养，还必须引入其他营养丰富的食物。同时该阶段婴幼儿需要接触、感受和尝试多样化的食物，从被动接受喂养过渡到自主进食。WHO推荐满6月龄的婴儿开始在继续母乳喂养的基础上添加辅食。7～12月龄婴儿所需能量1/3～1/2来自辅食，12～24月龄幼儿所需能量1/2～2/3来自辅食，而婴幼儿所需能量中来自辅食的铁元素高达99%。因而婴儿最先添加的辅食应为富铁的高能量食物，如强化铁元素的婴儿米粉、肉泥等，在此基础上引入其他辅食。

添加辅食应注意循序渐进，每次只能添加一种食物，由少到多、由稀到稠、由细到粗。可以从富铁元素泥糊状食物开始，如肉泥，过渡到半固体或固体食物如烂面、肉末、碎菜、水果粒等。第一天尝试新的辅食可仅喂养1～2次，随后视婴幼儿情况增加辅食量或进食次数，密切观察2～3天，如无辅食引发的呕吐、腹泻、皮疹等不良反应，即婴幼儿适应良好，则可引入新的辅食。常见的动物性辅食有肉泥、肝泥、鱼泥、虾泥等，植物性辅食有菜泥、土豆泥、胡萝卜泥、香蕉泥、苹果泥等。

需要注意的是，该阶段婴幼儿仍需要足量的母乳以保证足够的营养。7～9月龄婴儿需每天保证600mL以上奶量，母乳喂养4～6次；10～12月龄婴儿需每天保证600mL左右的奶量，母乳喂养4次；13～24月龄幼儿需每天保证500mL左右的奶量，母乳喂养3～4次。母乳量不足时，建议以合适的婴幼儿配方奶作为补充。为逐步培养婴幼儿自主进食能力，应将进餐时间安排与家人保持一致，并在两餐之间及睡前额外增加一次喂养。

（三）学龄前儿童膳食管理

2～5周岁学龄前儿童生长发育速度较婴幼儿有所下降，但仍处于较高水平，对各种营养素需要量较高。学龄前儿童摄入食物的种类和膳食结构已接近成人，但消化系统尚未发育完善，咀嚼能力仍较差，因而需要和成人有一定差异的食物烹饪方式。学龄前期还是人一生中良好饮食习惯培养的关键时期。做好学龄前儿童膳食管理，有助于保证学龄前儿童获取全面营养、健康成长、培养良好的饮食行为和生活方式，对预防幼儿营养相关疾病、青少年期和成年期肥胖、心血管疾病等具有重要的意义。

为保证充足的能量、营养素，同时为培养良好的就餐习惯，对于学龄前儿童一般安排每日三顿正餐和两顿加餐。两顿正餐间隔 4 ～ 5 小时，加餐与正餐间隔 1.5 ～ 2 小时。加餐以奶类、水果为主，配以少量松软面点，分量宜少，以免影响正餐进食量。

我国学龄前儿童钙元素每日推荐量为 2 ～ 3 岁 600mg，4 ～ 5 岁 800mg。目前普遍存在学龄前儿童钙摄入量不足的现象，因而需要强调含钙丰富且吸收率高的奶及奶制品供应。一般情况下，每日饮奶 300 ～ 400mL 或相当量奶制品可满足学龄前儿童一日钙需要。

学龄前儿童新陈代谢旺盛、活动量大，故水分需要量也相对大。建议学龄前儿童每日水的总摄入量（包含饮水、膳食中汤水、牛奶）为 1 300 ～ 1 600mL，且饮水需以白开水为主，避免含糖饮料。家长要提醒学龄前儿童定时饮水，逐步养成幼儿主动、少量多次饮水的好习惯。一般定时饮水时间为上午、下午各 2 ～ 3 次，临近就餐时不宜大量饮水，以免冲淡胃酸影响食欲和消化。

对于学龄前儿童，需要注意培养其清淡的口味，尽量采取蒸、煮、炖、煨等烹调方式，避免油炸、烤、煎等方式。保持食物原汁原味，严格限制味精、鸡精、色素、糖精等调味品。食用油多选用含不饱和脂肪酸和必需脂肪酸丰富的植物油，如大豆油、优质菜籽油等。推荐用天然香料（葱、蒜、柠檬、洋葱、香草等）或新鲜蔬果汁（番茄汁、南瓜汁、菠菜汁等）替代人工合成调味品。

知识链接

2 ～ 5 岁幼儿油、盐及其他各类食物每日推荐摄入量

2 ～ 3 岁幼儿食用油每日摄入量应限制在 15 ～ 20g，食盐每日摄入量限制在 2g 以内；4 ～ 5 岁幼儿食用油和盐分别限制在 20 ～ 25g 和 3g 以内。

2 ～ 5 岁儿童各种食物每日推荐摄入量（g/d）

食物	2 ～ 3 岁	4 ～ 5 岁
谷类	85 ～ 100	100 ～ 150
薯类	适量	适量
蔬菜	200 ～ 250	250 ～ 300

食物	2～3岁	4～5岁
水果	100～150	150
畜禽肉类	50～70	70～105
蛋类		
水产品		
大豆	5～15	15
坚果	—	适量
乳制品	500	350～500
食用油	15～20	20～25
食盐	<2	<3

三、婴幼儿营养干预

营养干预是对人们营养上存在的问题进行相应改进的对策，是改善人们营养状况的重要措施。在国家层面上制定的营养干预措施，能有效降低人群中营养相关性疾病发病率并节约相关医疗成本。

（一）食盐加碘

我国是世界上碘缺乏病（Iodine Deficiency Disorder，IDD）流行最为严重的国家之一。20世纪90年代，全国约有7.2亿人生活在缺碘地区。缺碘将对儿童造成终生危害。当缺碘导致甲状腺激素合成不足时，儿童神经系统和骨骼的发育受影响，最终表现为身材矮小和智力低下的“呆小症”（又称“克汀病”）。1995年以来，我国实施全民食盐加碘，通过监测尿碘含量调整食盐的加碘量以达到合理补碘的目的。至2000年，我国已在总体水平上消除了碘缺乏病，2005年8～10岁儿童地方性甲状腺肿患病率已由1995年的29.4%降至5%，智商总体提高近12%。

（二）营养改善项目

我国各地区经济发展水平差异大，在中西部偏远地区、贫困地区的儿童往往面临着矿物质和微量元素、维生素摄入不足等问题，例如铁、钙、锌、维生素A、维生素D和B族维生素摄入不足。通过国家制定政策、财政投入为农村义务教育学生提供营养膳食补助、建设农村学校食堂、改善农村学生就餐环境、为贫困地区婴幼儿免费发放辅食营养包等，可以在一定程度上改善这些儿童营养状况。目前部分地区已由起初的国家试点扩展到省级试点，今后将会有更多儿童受益。

（三）铁强化酱油

铁缺乏（Iron Deficiency，ID）和缺铁性贫血（Iron-Deficiency Anemia，IDA）是我国重要的公共卫生问题。我国 IDA 平均患病率约 20%，部分贫困地区育龄妇女和儿童缺铁性贫血患病率甚至高达 50% 以上。对儿童来说，缺铁性贫血影响身体和智力发育，降低活动水平和免疫力，严重危害健康。为此，我国疾病预防控制中心营养与食品安全所在 1997 年通过专业研讨和行业调研，确定以酱油作为铁强化食物载体，以吸收率高、不影响食物感官和不刺激胃肠的乙二胺四乙酸铁钠为铁营养强化剂。2002 年，铁强化酱油正式进入市场销售。铁强化酱油在试点地区目标人群中取得了显著的贫血改善效果，贫血率在原有的基础上降低了 30%。

知识链接

早在唐朝，医学家孙思邈就曾提出用谷皮汤熬粥防脚气病。孙思邈还发现可以用动物肝脏防治夜盲症。这是因为动物肝脏中富含维生素 A，而夜盲症的重要病因就是维生素 A 缺乏导致视网膜感觉弱光能力降低。

四、婴幼儿饮食教育

饮食教育简称“食育”，就是从婴幼儿期起，给予食物、食品相关知识的教育，重视培育良好饮食习惯，并将这种饮食教育延伸到艺术想象力和人格培养上。婴幼儿饮食教育从婴儿期就可以开展。正常情况下，婴儿每日都处于睡眠—饥饿—觉醒—哭闹—哺乳—睡眠的循环状态。根据顺应养育（Responsive Parenting）的理念，父母应对婴儿施行顺应喂养（Responsive Feeding），通过观察婴儿身体活动、面部表情、哭闹行为等感知其饥饿或饱食信息，进而掌握其进食规律，并且以正面的态度鼓励婴幼儿以语言、肢体动作发出要求或拒绝进食的请求，增进婴幼儿对饥饿或饱足的内在感受，发展其自我控制饥饿或饱足的能力。对稍年长的幼儿，父母可以有意识地培养其自主进食能力。

知识链接

7～9月龄婴儿喜欢抓握，喂养时可让其抓握、玩弄小勺等餐具。10～12月龄婴儿手眼协调较熟练，可自己捡起小物件，可以让其抓着香蕉、熟的土豆块或胡萝卜块等自喂。13～18月龄婴幼儿可抓握小勺自喂，但大多会洒落。24月龄幼儿可用小勺自主进食并较少洒落。因手部动作发展因人而异，故父母在指导婴幼儿自主进食时需保持足够的耐心，给予充分鼓励。

食育更多时候是针对2～5岁学龄前儿童和6～18岁学龄儿童，主要内容有足量进食、平衡膳食、规律就餐、纠正厌食、偏食与挑食、每天饮奶、足量饮水、避免含糖饮料、了解食品安全知识等。部分内容在关于婴幼儿膳食管理章节已有涉及，这里简要介绍厌食、偏食与挑食的纠正及食品安全知识。

（一）厌食、偏食与挑食的纠正

学龄前儿童由于自主性的萌发，对食物会表现出不同的短期性的喜好，易出现厌食、偏食与挑食。如果家长和看护人能采取适时、恰当的引导和纠正措施，可以避免其发展成厌食、偏食与挑食的不良习惯。

1. 尊重幼儿胃口

如果幼儿不饥饿，不应强迫其进餐或吃点心，也不宜强迫或通过奖励的方式让其吃特定食物或清空餐盘。可以尝试小分量供应，鼓励幼儿在吃完小分量食物后自主要求加量。

2. 固定正餐和点心时间点

如果幼儿不愿吃某顿正餐，可以在两顿正餐间供应点心，可选用牛奶或纯果汁搭配营养丰富的食物。如果不固定点心时间，在一天中任意时间点提供点心，会影响幼儿进食正餐。

3. 对幼儿接受新食物保持足够耐心

幼儿可能会在触碰或嗅闻新食物，或者在咬一小口新食物后随即又将其吐出。幼儿通常需要反复多次接触新食物才能接纳它。家长或看护人可以在幼儿面前描述新食物的颜色、形状、香味、质地等鼓励其尝试，可以将新食物与幼儿最喜爱的食物搭配在一起，直到幼儿熟悉并接纳新食物。

4. 适当让幼儿拒食后陪餐

不应在幼儿拒绝常规正餐后单独为其准备一份餐食。在正餐时间，即便幼儿不吃饭，也要让幼儿坐在餐桌旁。

5. 开发有创意的菜谱，让食物变得有趣

例如，可以用幼儿喜欢的蘸料或调味汁搭配西蓝花等蔬菜，用饼干模型切割刀将食物做成多种多样的形状，将各种颜色鲜艳的食物混合搭配等。

6. 让幼儿参与食物的选择与制作

让幼儿在市场、食品杂货店、超市等帮助大人选购水果、蔬菜等健康食物；在家里也让幼儿帮助做一些简单的事，如冲洗蔬菜、搅拌鸡蛋和面粉等。

7. 树立良好的榜样

幼儿容易效仿家长行为，因而家长应以身作则践行良好膳食习惯，吃各种健康食品。

8. 减少就餐时分散注意力的因素

在幼儿就餐时关掉电视和其他电子设备，使幼儿集中注意力就餐。

9. 不将甜点等幼儿偏好食品作为奖励

不宜将甜点等幼儿偏好食品作为奖励以强化其偏好渴求，可以用水果、酸奶等健康食品作为餐后甜点。

（二）食品安全知识

食品安全是指食物在规定的使用方式和用量的条件下长期食用，对食用者不会产生不良反应的实际保障。食品安全涉及食品卫生、食品质量、食品营养等相关方面的内容，以及食品（食物）种植、养殖、加工、包装、贮藏、运输、销售、消费等环节。

由食品安全问题导致的不良反应又称食源性疾病。食物中毒是最常见的食源性疾病，是指摄入含有生物性或化学性有毒有害物质的食品或把有毒有害物质当作食品摄入后所出现的非传染性急性、亚急性疾病。食物中毒不包括因一次大量或长期少量多次摄入某些有毒、有害物质引起的以慢性毒害为主要特征（如致癌、致畸、致突变）的疾病。

食物中毒按致病源的不同可以划分为细菌性食物中毒、真菌性食物中毒、动物性食物中毒、植物性食物中毒和化学性食物中毒。其中，细菌性食物中毒最为常见，这是由于食用被致病菌或其毒素污染的食品引起的食物中毒，多见于5—10月，受污染食品主要为肉及肉制品。污染食物的细菌及其毒素按发病数依次为沙门菌属、变形杆菌、葡萄球菌肠毒素、副溶血弧菌、其他细菌或细菌毒素。

预防食物中毒、实现食品安全最根本的措施是吃新鲜卫生的食物。首先，应正确采购食物。一般来说，正规商场和超市出售的食品能够保证食物的新鲜卫生。若是预包装食品，应学会读懂食品标签，并关注生产日期、保质期和生产企业。其次，购回的食物应合理储藏以保持新鲜、避免污染。高温加热能杀灭食物中大多数微生物，延长保存时间；冷藏温度多为 4℃～ 8℃，一般无法杀灭微生物，只用于短期储存；冻冻温度低至 –23℃～ –12℃，可较好抑制微生物生长，适于较长期储存。最后，应合理加工和烹调，食物要加热熟透。

第二节　婴幼儿运动的科学组织与有效管理

一、婴幼儿运动的分类

在运动人体科学理论基础上，遵照婴幼儿身心发展规律及特点，以及婴幼儿成长的需要，可以把婴幼儿运动分为休闲游戏性运动、有氧适应性运动以及训练性运动，每一种类型的运动对婴幼儿发展均有不同作用。

休闲游戏性运动，即婴幼儿运动心率在“最大心率值（最大心率值 = 220 – 年龄）× 60%”以下的运动。此类运动由于运动频率和强度较低，对婴幼儿的肌肉力量、心肺功能、动作技能等方面发展起到积极促进作用。常见的有搭积木、手指操、幼儿园早操、户外建构、木头人游戏、户外散步等活动形式。

有氧适应性运动，即符合婴幼儿身心发展特点、运动心率为婴幼儿“最大心率值 ×（60% ～ 70%）”，并且以游戏的方式开展的运动。此类运动对婴幼儿大脑、身体机能、认知发展以及社会性的综合发展的促进效果较为明显。在幼儿园中有集体教学活动（如走、跑、跳、攀、爬、投掷类游戏集体教学活动以及结合体育器材的运动游戏）、晨间自主活动及体能大循环活动。在其他环境中有婴幼儿体能馆中的组合形体适能游戏（如 10 米折返跑竞赛游戏等）、家庭亲子互动比赛对抗类游戏（如抓尾巴、追逐跑、摔跤、篮球、足球等）。

训练性运动，即婴幼儿运动心率在最大心率值的 70% 以上，也称为无氧运动状态，是以发展人体肌肉力量、速度、耐力、爆发力为主的活动。此类运动通常以专业运动员培养方向为主要目的，一般普通婴幼儿在没有经过系统的有氧适应性运动过渡的情况下，很难适应此类运动。常见的有波比跳、高抬腿、俯卧撑、耐力跑、负重深蹲、拔河、50 米短道竞赛、100 米以上耐力跑、长距离青蛙跳等。因此，除特殊原因外（不含专项竞赛），原则上不宜对婴幼儿安排此类运动。

二、婴幼儿运动的强度

婴幼儿的身体机能以及动作发展有着独特的生命周期及发展规律。婴幼儿单次运动周期的强度不宜过大，过大强度运动会增加婴幼儿身体损伤的风险，并且导致骨骼的过早钙化，影响身高增长。影响婴幼儿运动强度的主要因素有：练习的密度、练习的间歇时间、动作速度、练习所负的重量、要求投掷的距离、每次跳高的高度以及动作的难度和复杂性等。

以幼儿园集中体育教学活动为例，大班幼儿跳跃活动建议运动强度为：单次双脚连续向前跳距离 10 米左右，动作速度约为 0.5 米 / 秒、间歇时间为 2 分钟、练习密度为 20 分钟内 6 ～ 8 次。

评价婴幼儿运动强度应当遵循“个体差异性”原则。由于每个婴幼儿的体质状况都不相同，因此即便是年龄、性别、身高、体重等数据近似的婴幼儿，在运动强度评价中也不能一概而论。教师和家长可根据婴幼儿的嘴唇颜色、面部表情、流汗量、兴趣度、呼吸缓促情况等较为明显的表征来初步判定婴幼儿运动强度适应情况。如果婴幼儿出现嘴唇泛白而干燥、表情较为凝重且切换其他表情较难、额头或脸颊出现颗粒状汗珠、强烈表达不想再参加、连续性咳嗽等现象时，基本视为该婴幼儿已经处于运动强度过大或达到有效运动峰值。

三、婴幼儿运动的时间

教育部发布的《3 ～ 6 岁儿童学习与发展指南》指出，幼儿每天的户外活动时间一般不少于 2 小时，其中体育活动时间不少于 1 小时，季节交替时要坚持。结合目前我国国情以及幼儿园基本现状，在幼儿园集中体育教学活动中，对幼儿运动时间给予指导建议：大班 30 分钟、中班 25 分钟、小班 20 分钟，其中篮球和足球等特色体育活动时间为 45 分钟（活动中建议休息一次，补充少量饮水）。

以幼儿园大班为例：在 30 分钟的集中体育活动中，30% 的时间为“休闲游戏性运动”，70% 的时间为“有氧适应性运动”。

四、婴幼儿运动的频度

婴幼儿运动过程中，由于其肌肉细胞的生理学特性（容易疲劳但恢复体力也快），同时考虑婴幼儿运动时的体验次数对认知发展的影响，通常婴幼儿通过 6 次以上的体验，才能对某种体验认识更加深刻。但是若体验次数过多，也会引起婴幼儿对该项运动的兴趣度降低。因此在婴幼儿集中体育教学活动中，应遵循以下原则：

（1）尽量避免单一性、重复性较多的活动（如长期拍球训练、长距离青蛙跳等）。

（2）单项运动体验时，尊重孩子的兴趣，不强迫幼儿进行训练。

（3）幼儿园集中体育活动建议一周 1 ～ 2 次。

（4）单项运动，婴幼儿体验次数 6 ～ 8 次为宜，且体验时间不宜太长。

（5）运动频度参照婴幼儿运动时的反馈现象而定（如流汗量、兴趣度等）。

以幼儿园大班为例：大班幼儿练习手脚爬活动时，一次爬行距离建议 5 ～ 8 米，20 分钟活动次数以 6 ～ 8 次为宜；直线跑一次距离为 10 米左右，20 分钟内活动次数以 4 ～ 6 次为宜；投掷小软球活动一次为 3 分钟左右，投掷次数在 60 次左右为宜。

五、婴幼儿运动与健康收益

科学运动对婴幼儿身体、心理以及大脑的健康发展均起着非常重要的作用。基于运动生理学、运动生物力学、运动解剖学、教育学、心理学以及脑神经科学等理论成果，我们可以进一步了解到运动与婴幼儿身高增长、体格健壮、开朗乐观、机灵敏捷等身心素质的密切关联。

视野拓展

1964 年，美国心理学家布卢姆发表了题为《人类特征的稳定性与变化》的研究报告：“个人的成熟从出生到 4 岁发展到 40%，4 到 8 岁再发展 30%，8 岁以后发展剩下的 30%……如果儿童在这非常重要的早期岁月中得不到理智的刺激，他们的学习能量就受到了严重的妨碍。”6 岁儿童的大脑重量已经达到成人脑重量的 90% 以上，儿童的生理、心理状况已经为接受学校教育提供了必要的条件。可见儿童期间大脑发展的重要性，而运动无疑可以让儿童大脑得到更深刻的体验，进而促进儿童大脑逻辑思维、认知能力的发展。

美国哈佛大学医学院副教授、国际神经精神医学专家约翰 · 瑞迪在《运动改造大脑》一书中提道：运动可增加体内血清素、去甲肾上腺素和多巴胺的水平——这些都是传递思维和情感的重要神经递质。人类的抑郁症与血清素的缺乏有关，运动能释放一连串影响神经系统的化学物质和生长因子，而这些物质能扭转血清素的缺乏，并真正维护大脑的基本结构。这揭示了运动促进人类心理健康的生理学依据。

研究表明：青少年合理运动会促进身高增长及增强体质，但若没有培养好运动兴趣，则运动的身心健康收益依然很小。运动兴趣的培养，会随着年龄的增长而难度增强。学龄前 3 ～ 6 岁是培养运动兴趣的良好时机，可以通过运动游戏形式让幼儿的身体产生生理和心理适应机制，对运动文化和习惯建立良好的认知，进而为运动兴趣的形成打下良好基础。

六、有益婴幼儿健康的运动方式

“运动有益健康”已成为家喻户晓的口号，但不是任何运动都对人们的健康有益。运动方法的选取应遵循运动人群的特点。以学龄前婴幼儿为例，应当依照婴幼儿的身心发展特点及规律，考虑此阶段婴幼儿的身心成长需要，采用不同的运动方法，达到促进婴幼儿身心健康成长的目的。有益学龄前儿童身、心、脑健康的运动理念和基础方法如下：

（1）尊重婴幼儿的个体差异，提倡婴幼儿自主感知游戏活动。

（2）以游戏的形式，开展各项体育活动。

（3）以有氧运动为主，即婴幼儿运动时的心率值为最大心率值的 60% ～ 70%。

（4）每天户外活动 2 小时，体育活动不低于 1 小时，每天 1 次有效运动。

（5）坚持循序渐进原则，提倡婴幼儿主动性和能动性。

（6）以运动兴趣为主，运动训练为辅。

（7）学龄前 3 ～ 6 岁的儿童运动，应重视儿童“感觉统合”能力发展与培养。

（8）推荐球类运动为首选（体验不同颜色、材质、形状、大小、重量的球，玩法可藏、踢、投、扔、抛、接、滚、抱、传递、击打等），提倡以游戏形式开展。

（9）提倡组合型运动（也称企划型运动），如助跑跨跳、平衡木上投掷等。

（10）坚持运动群育原则，提倡团体性活动、集体的荣誉和成就感及合作精神。

七、婴幼儿个体运动的指导

在对幼儿运动指导时，应该尊重幼儿个体差异，强调以运动训练学、运动生物力学、运动解剖学、运动生理学、感觉统合学科体系、脑神经科学、基因学基础、学前教育学、运动营养学基础等做理论支撑。同时需要对婴幼儿进行全面的综合测评，有针对性地制订科学的运动处方。

在测评体系设置方面，应当分类推进，并明确以下理论基础：

（1）运动种类设置：以感觉统合学科体系、运动解剖学、运动生理学等理论为主。

（2）运动时间设置：以运动生理学、运动训练学、运动营养学等理论为主。

（3）运动频率设置：以运动训练学、运动生物力学、运动营养学等理论为主。

（4）运动进度设置：以运动训练学、运动营养学等理论为主。

（5）注意事项设置：以学前教育学、基因学基础、脑神经科学等理论为主。

第三节　婴幼儿不健康生活方式干预

一、克服不健康饮食

（一）婴幼儿健康饮食行为养成的重要性

心理学研究表明，3～6 岁是个体健康饮食行为形成的关键期。医学研究表明，婴幼儿健康饮食行为不仅是婴幼儿机体维持新陈代谢、保持身心健康的物质基础，而且对婴幼儿近视和一些慢性病也具有一定的预防作用。

视野拓展

教育学者们认为，婴幼儿健康饮食行为蕴含着丰富的语言课程、艺术课程、科学课程、社会课程因素，对于促进婴幼儿的认知发展具有重要作用。社会学者研究认为，婴幼儿的健康饮食行为不仅能够保证婴幼儿营养状况，还会影响婴幼儿父母的饮食行为与健康。由此可以看出，婴幼儿健康饮食行为不仅具有促进幼儿体格发育、奠定智力基础、预防疾病的个体价值，还有促进婴幼儿道德品质提升、发展语言能力、促进艺术审美能力提高的教育价值，甚至具有辐射社会、影响社会、维护生态平衡的社会价值。

资料来源：任雪丹 . 关于幼儿健康饮食行为养成的思考 . 中国校外教育，2019（1）.

（二）婴幼儿健康饮食行为的培养策略

（1）增设健康饮食教育课程，提高婴幼儿对健康饮食的认知，从小养成健康饮食习惯。“思想决定行为”，让婴幼儿从小学习吃什么、何时吃、吃多少、怎么吃，是解决此问题的最佳措施。婴幼儿健康饮食习惯越早被培养，就越易形成。1）健康饮食教育课程应与五大领域课程进行整合实施。在培养婴幼儿其他能力的同时，积极引导婴幼儿认识不同类型食物及其所含的营养素，懂得食物的来之不易。2）将健康饮食教育课程渗透到婴幼儿一日活动中。如在婴幼儿进餐前，可以指派婴幼儿为大家报菜名，讲解当日饭菜的营养状况。3）健康饮食教育课程应进一步拓展到家庭中，如给婴幼儿布置有趣的家庭作业，让婴幼儿参与到家庭的健康饮食活动中。

（2）营造良好的进食环境，激发婴幼儿进餐的积极性。1）在物理环境方面，陈设布置应做到清洁、整齐，富有童趣。2）在心理环境方面，教师、家长要适时鼓励婴幼儿科学合理进食，帮助婴幼儿改善饮食行为。

（3）为婴幼儿提供卫生营养、"色香味"俱佳的饮食，提高膳食的吸引力。

二、解决运动量不足问题

三十多年的国民体质监测结果表明，我国儿童、青少年学生高身材、低体质的特征明显，超重和肥胖学生的比例不断增加，近视率居高不下，速度、耐力、柔韧性、爆发力等体质指标总体呈现持续下降趋势。婴幼儿期体质是青少年体质的基础，基础不牢，自然会波及未来的发展。儿童和青少年体质现状迫使我们反思现有的体育教育的有效性，并采取以下措施确保婴幼儿获得充足的运动量，满足婴幼儿力量、柔韧、平衡、耐力、灵敏协调等体质发展的需要。

（一）优化幼教机构户外体育活动的组织

有组织地开展体育活动是提高婴幼儿活动量的途径之一，婴幼儿应每日都参加一定时间的体育活动，确保获得足够的活动量。婴幼儿教育机构应：

（1）科学合理地安排婴幼儿运动量，由小到大，动作由易到难、由简到繁，循序渐进，符合人体生理机能活动变化的规律。

（2）在运动中调节好运动的强度与密度。在体育活动中，对于运动强度大的活动，应当相应减少运动密度；反之，对于运动强度小的活动，可以相应增加运动密度。

（3）采用科学方法测量婴幼儿活动量，并灵活地进行调整。

（二）家长改善婴幼儿的活动环境，吸引婴幼儿主动参与

学前期是促成婴幼儿养成积极参与体育活动习惯的最佳时期，而提升婴幼儿活动量的最有效措施就是改善婴幼儿的活动环境，吸引婴幼儿主动参与。家长减少过度保护，让婴幼儿完成自理活动；给婴幼儿提供充足的体育活动时间和户外活动时间；增加体育活动多样性，操作各种有安全保障的运动器械；增加亲子运动时间。

三、解决社会活动参与不足问题

学前期是促进婴幼儿社会性发展的关键时期，是个体由自然人向社会人过渡的重要阶段。由于家庭规模缩小，同时受居住环境趋向单元化、封闭型等客观因素的影响，当

代婴幼儿的活动范围大大缩小，使得婴幼儿社会交往的发展受到一定的阻碍。

因此，全社会，特别是托幼机构应努力为婴幼儿创造良好的社交环境，将婴幼儿的学习活动与社会活动密切联系起来。让婴幼儿走进生活、了解社会，解决其社会活动参与不足的问题，着力培养他们的社会交往技能。

（一）让婴幼儿关注新闻，了解社会时事，引发其参与社会活动的兴趣

时事是近期发生的重大事件，是源于生活的教育素材，蕴含着丰富的知识和信息。时事涉及的范围小到家园社区，大到国际社会，包括历史、地理、气候、经济、政治、文化等内容，涉及生活的方方面面。通过各种时事，婴幼儿可以接触各种各样的知识，并运用到日常生活中，初步学会辨别“真”“善”“美”与“假”“恶”“丑”，将个人生活与人民和祖国联系在一起，培养婴幼儿的民族意识和爱国情感，并激发婴幼儿参与社会活动的兴趣。

（二）带领婴幼儿走进社会，参与各种社会活动，获得广泛的生活、学习经验

可以带领婴幼儿参观特殊教育学校，了解残疾人生活；参观街道敬老院和福利院，为老人和孤儿送去关爱和温暖等。通过让婴幼儿获得最直接和深刻的感性认识，唤起婴幼儿的同情心，激发婴幼儿的爱心，培养婴幼儿的社会责任感。让婴幼儿在各种真实的情境中获得更多宝贵的生活、学习经验，让他们意识到自己是社会中的一员，培养其助人为乐的精神，提高其社会交往能力。

（三）开展丰富多彩的角色游戏，积极增进婴幼儿的社会交往体验

社会的形成需要不同角色承担相应的社会责任，并进行有效分工和协作。“角色游戏”以扮演某种社会角色为基本特征，能够大体反映真实的生活环境，帮助婴幼儿对不同社会角色产生浓厚兴趣，学习正确处理人际关系，并在大量人际交互过程中逐渐掌握社会行为规范，培养婴幼儿平等协商、互相合作的精神，逐步摆脱“自我中心”意识，以在今后能更好地适应社会生活。

（四）家园密切合作，为婴幼儿提供良好的交往榜样

婴幼儿的社会性主要是在日常生活和游戏中通过观察和模仿潜移默化地发展起来的。应通过家园共同努力，积极为婴幼儿创造温馨和谐的社会活动环境，充分提供婴幼儿与同伴自由交往的机会，吸引和鼓励婴幼儿参与到活动中来。为此，家长和教师都应注意自己的言行，注意以身作则。家长应重视观察婴幼儿日常的社会性交往行为，着力培养婴幼儿基本的生活自理能力，教给婴幼儿与人交往的正确方法，帮助婴幼儿形成良好的社会交往能力。

四、阻断过度使用电子产品

随着信息技术的快速发展，电脑、手机等电子产品逐渐走进千家万户。不少婴幼儿逐步沉迷于电子产品并产生依赖心理。各种研究表明，过度使用电子产品将会损害婴幼儿的视力，影响其颈椎和脊柱的发育。久坐而缺乏运动也容易导致幼儿肥胖、身体素质下降和免疫力降低，对婴幼儿的身体健康不利。此外，长期使用电子产品会造成婴幼儿的注意力集中困难，不利于培养其毅力和耐力，更会对他们的情绪管理能力、人际交往能力和心理健康水平产生消极影响。

教育研究者、家庭、托幼机构和社会应携手努力，对婴幼儿过早使用、过度依赖电子产品的行为及时加以纠正。

视野拓展

儿童青少年近视防控光明行动工作方案（2021—2025年）

一、总体要求

以习近平新时代中国特色社会主义思想为指导，深入贯彻党的十九大和十九届二中、三中、四中、五中全会精神，全面贯彻落实全国教育大会精神，将儿童青少年身心健康放在更加突出位置，服务教育强国、体育强国、健康中国建设，按照《综合防控儿童青少年近视实施方案》（以下简称《实施方案》）要求，牢固树立“健康第一”的教育理念，坚持综合防控、科学防控、精准防控、有效防控，实施一批专项行动，健全儿童青少年近视防控工作格局。加强党的全面领导，政府、学校、医疗卫生机构、学生、家庭、社会协同推进，引导全社会树立正确健康观、教育观、成才观，形成有利于儿童青少年视力健康的生活学习方式、教育管理机制和良好社会环境，切实提高儿童青少年视力健康水平。

二、工作目标

合力开展儿童青少年近视防控光明行动，克服新冠肺炎疫情影响，健全完善儿童青少年近视防控体系，到2025年每年持续降低儿童青少年近视率，有效提升儿童青少年视力健康水平，为如期实现《实施方案》2030年各项目标任务奠定基础。

三、主要任务

（一）引导学生自觉爱眼护眼。教育每个学生强化“每个人是自身健康的第一责任人”意识。主动学习掌握科学用眼护眼等健康知识，养成健康习惯，并向家长宣传。积极关注自身视力状况，自我感觉视力发生明显变化时，及时告知家长和老师，尽早到眼科医疗机构检查和治疗。认真规范做眼保健操，保持正确读写姿势，学会劳逸结合，做到合理作息，养成科学用眼习惯；积极参加体育锻炼和户外活动，每周参加 3 次以上中等强度体育活动，养成良好生活方式，保持充足睡眠、不熬夜、少吃甜食，自觉减少电子产品使用。

（二）减轻学生学业负担。指导各地落实《中小学生减负措施》（教基〔2018〕26 号）、《教育部办公厅关于加强义务教育学校作业管理的通知》（教基厅函〔2021〕13 号），要求各地严格依据国家课程方案和课程标准组织安排教学活动，严格按照“零起点”正常教学，注重提高课堂教学效益，不得随意增减课时、改变难度、调整进度。强化年级组和学科组对作业数量、时间和内容的统筹管理。寄宿制学校缩短学生晚上学习时间。科学布置作业，提高作业设计质量，促进学生完成好基础性作业，强化实践性作业，减少机械、重复训练，不得使学生作业演变为家长作业。全面推进义务教育学校免试就近入学全覆盖。严格控制义务教育阶段校内统一考试次数。引导家庭配合学校切实减轻孩子学业负担，不盲目参加课外培训、跟风报班，应根据孩子兴趣爱好合理选择，避免学校减负、家庭增负。

（三）强化户外活动和体育锻炼。指导各地落实中办、国办关于全面加强和改进新时代学校体育工作的意见、《关于深化体教融合促进青少年健康发展的意见》（体发〔2020〕1 号）、《全国青少年校园足球“八大体系”建设行动计划》（教体艺〔2020〕5 号）、《教育部办公厅关于进一步加强中小学生体质管理的通知》（教体艺厅函〔2021〕16 号）等文件要求，强化体育课和课外锻炼，着力保障学生每天校内、校外各 1 个小时体育活动时间。鼓励基础教育阶段学校每天开设 1 节体育课。建立完善全国儿童青少年体育活动体系，指导各地采用多种形式和途径开展儿童青少年健身科普工作，吸引更多儿童青少年到户外参加体育活动。全面实施寒暑假学生体育家庭作业制度，引导家长营造良好的家庭体育运动氛围。已经近视的孩子应进一步增加户外活动时间，延缓近视发展。鼓励支持孩子参加各种形式的体育活动，使其掌握 1—2 项体育运动技能，引导孩子养成终身锻炼习惯。

（四）科学规范使用电子产品。指导各地落实《关于加强中小学生手机管理工作的通知》（教基厅函〔2021〕3 号），宣传中小学生过度使用手机的危害性和加强管理的必要性，确保手机有限带入校园、禁止带入课堂。学校教育本着按需的原则合理使用电子产品，教学和布置作业不依赖电子产品，使用电子产品开展教学时长原则上不超过教学总时长 30%，原则上采用纸质作业。家长要加强对孩子使用手机的督促管理，引导孩子科学理性对待并合理使用手机，形成家校协同育人合力。

（五）落实视力健康监测。建立儿童青少年视力健康监测数据库，每年开展全国儿童青少年视力动态监测，努力实现县（区）儿童青少年近视监测全覆盖。指导各地严格落实国家基本公共卫生服务中关于0～6岁儿童眼保健和视力检查工作要求，做到早监测、早发现、早预警、早干预，0～6岁儿童每年眼保健和视力检查覆盖率达90%以上。依托现有资源建立、及时更新儿童青少年视力健康电子档案，并随儿童青少年入学实时转移。认真开展中小学生视力筛查，将眼部健康数据及时更新到视力健康电子档案中，筛查出视力异常或可疑眼病的，提供个性化、针对性强的防控方案。

（六）改善学生视觉环境。指导各地改善教学设施和条件，落实教室、宿舍、图书馆（阅览室）等采光和照明要求，鼓励采购符合标准的可调节课桌椅、坐姿矫正器，为学生提供符合用眼卫生要求的学习环境。根据学生座位视角、教室采光照明状况和学生视力变化情况，每月调整学生座位，每学期对学生课桌椅高度进行个性化调整，使其适应学生生长发育变化。严格按照《儿童青少年学习用品近视防控卫生要求》，确保儿童青少年使用符合卫生要求的教科书、教辅材料、学习用杂志、课业簿册、考试试卷、学习用报纸、学龄前儿童学习读物，以及普通教室照明灯具、读写作业台灯和教学多媒体等儿童青少年学习用品。鼓励采购和使用获得认证的眼视光相关产品及验光配镜服务。

（七）提升专业指导和矫正质量。发挥医院专业优势，不断提高眼健康服务能力。制定跟踪干预措施，检查和矫正情况及时记入儿童青少年视力健康电子档案。发挥高校、科研院所科研力量，开展近视防控科研攻关，加强防治近视科研成果与技术的应用。充分发挥中医药在儿童青少年近视防控中的作用，制定实施中西医一体化综合矫正方案，推广应用中医药特色技术和方法。

（八）加强视力健康教育。发布0～6岁学前教育阶段、7～12岁小学阶段、13～18岁中学阶段等不同学段近视防控指引，教育引导儿童青少年形成科学用眼行为习惯。以开发义务教育阶段健康教育视频课程为基础，建立全国儿童青少年视力健康教育资源库。研制印发“关于全面加强和改进新时代学校卫生与健康教育工作的意见”。培训培养健康教育教师，开发、拓展和用好健康教育课程资源。支持鼓励学生成立在学校内部活动的健康教育社团，开展视力健康同伴教育。加强近视防控专家智库建设，鼓励多方力量积极开展近视防控宣传教育活动，深入开展综合防控儿童青少年近视专家宣讲。

四、保障措施

（一）加强部门协同推进。充分发挥综合防控儿童青少年近视工作联席会议机制作用，统筹推进联席会议机制成员单位和各省份年度重点任务，分工负责，为儿童青少年近视防控工作提供完善有力的体制机制保障、坚实的组织基础和有效的工作体系，切实推动光明行动工作方案落地落实。每年召开全国综合防控儿童青少年近视工作联席会议、全国综合防控儿童青少年近视工作现场会，制定实施儿童青少年近视防控工作计划，每年编写全国儿童青少年近视防控工作年度报告。

（二）开展评议考核督查。每年面向各省级人民政府开展全国儿童青少年近视防控评议考核工作，将儿童青少年近视防控工作、总体近视率和体质健康状况纳入政府绩效考核。加强近视防控工作督查，持续降低儿童青少年近视率，指导推动各地逐级精准落实近视防控相关政策要求，不断提升视力健康知识知晓率、学生用眼行为改进率、视觉环境条件达标率、学生体质健康标准达标测试优秀率。

（三）营造社会良好氛围。各地要充分发挥近视防控改革试验区和试点县（市、区）典型示范引领作用，依托“师生健康 中国健康”主题健康教育活动、“全国爱眼日”等活动，加强科学引导和典型报道，在全社会营造政府主导、部门协同、专家指导、学校教育、家庭配合的良好氛围，让每个孩子都有一双明亮的眼睛和光明的未来。

（一）规范家庭媒体使用方式

家长应规范家庭媒体使用方式，为婴幼儿树立良好的媒体使用榜样。

（1）家长应不鼓励 2 岁以前的婴幼儿接触任何形式的屏幕媒体。2 岁以后的婴幼儿每天通过屏幕媒体接触娱乐性质内容的时间应不超过 2 个小时。

（2）不要在婴幼儿的卧室放置电视机、电脑、手机等电子产品。家长应注意自己的媒体使用行为，避免让婴幼儿观看非幼儿类节目（如娱乐节目、电视连续剧等），特别是注意避免“二手电视”（即背景性电视）对幼儿的不良影响。

（3）应监督婴幼儿的媒体使用情况，严选内容。家长可以陪婴幼儿一起看电视、看电影、玩游戏，并将此作为一种讨论重要问题的手段。家长还可以让婴幼儿讲解他们正在使用的游戏或者观看的节目，以增加婴幼儿的自主感和控制感，同时能够帮助家长掌握婴幼儿媒体使用的情况。

（4）家长应身体力行，高度重视帮助婴幼儿重建与自然的联系，带孩子们回归大自然和户外活动中。婴幼儿需要亲近大自然，家长可多带孩子到大自然中活动，开展各类亲自然文化体育活动，替代性缩短婴幼儿空闲时在电子产品上耗费的时间。

（二）规范新媒体使用方式

托幼机构应及时了解媒体研究动态，对新媒体在课堂中的使用做好明确规范，积极引导婴幼儿正确使用新媒体。

保育工作者应了解婴幼儿发展规律，积极关注媒体使用对婴幼儿发展影响的研究成果，认识到新媒体使用的不良效果及积极作用，树立正确的新媒体使用观念。同时，应做好婴幼儿媒体使用的引导，积极培养婴幼儿的新媒体素养。如果在课堂中使用了 iPad 等电子设备，应制定严格的使用规定。

《中国儿童发展纲要（2011—2020年）》统计监测报告

（三）政府加强幼教媒体的管理

政府及社会应规范早期教育电子媒体市场，及时制定和发布婴幼儿媒体使用的指导建议。政府应通过设立相应的法律法规，对媒体进行适当的分类，加强对婴幼儿教育媒体产业的监管，正确引导家长对于早期教育类电子产品的选择和使用。

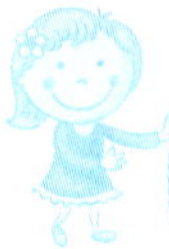

本章小结

本章从婴幼儿营养指导与膳食管理、婴幼儿运动的科学组织与有效管理、婴幼儿不健康生活方式干预等方面，简要介绍了婴幼儿健康生活管理及健康干预方面的知识。通过学习，学生应熟悉营养学基础知识及婴幼儿营养需求的特点，并知道如何通过营养干预预防婴幼儿常见营养障碍性疾病。了解婴幼儿运动的分类、婴幼儿运动的强度、婴幼儿运动的时间、婴幼儿运动的频度、婴幼儿运动与健康收益、有益健康的婴幼儿运动推荐、婴幼儿个体运动的指导等运动方面的专业知识；同时掌握有效干预婴幼儿不健康饮食、运动量不足、社会活动参与不足、过度使用电子产品等四种婴幼儿不健康的生活方式的基本方法。

同步练习

一、名词解释

营养干预　食育　有氧适应性运动　运动强度　运动频度

二、简答题

1. 简述婴幼儿营养的基本特点。
2. 简述学龄前各月龄段儿童膳食管理的操作要点。
3. 简述有益婴幼儿健康的运动方式。

三、思考题

1. 如何通过营养干预预防婴幼儿常见营养障碍性疾病?
2. 搜集有关案例，思考如何进一步创新发展婴幼儿饮食教育。
3. 根据婴幼儿运动的基本分类，思考为何不宜对婴幼儿进行专项竞技性训练。
4. 如何有效综合干预婴幼儿不健康的生活方式。

四、拓展学习与实践

1. 采取文献检索与社会调查相结合的方式，针对目前婴幼儿膳食管理存在的突出问题，探索如何更好地利用婴幼儿膳食营养管理软件改进此类工作。

2. 根据运动强度、运动时间和运动频度等相关基础理论知识，分组讨论并设计一个有益婴幼儿健康的家园体育活动实施方案。

3. 上网搜索婴幼儿不健康生活方式的相关案例和干预手段，分组讨论并设计一个综合干预方案。

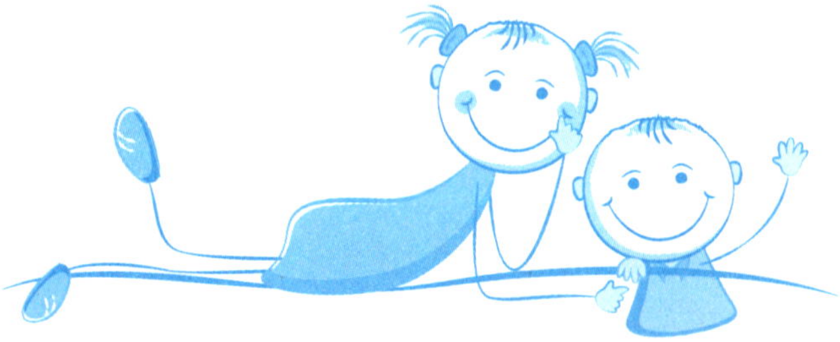

第三章　婴幼儿心理健康管理

学习目标

1. 引导学生树立正确的婴幼儿心理健康观，今后愿意从事婴幼儿心理健康管理工作。
2. 知道有针对性地采取婴幼儿心理保健预防措施。
3. 掌握鉴别与矫治婴幼儿常见心理问题的基本方法。

学习重难点

1. 掌握判断婴幼儿心理健康的标准和主要方法。
2. 掌握矫治婴幼儿常见心理问题的基本方法。

学习方法

1. 通过自学、上网搜索或与专业人士探讨等方式，了解婴幼儿心理健康管理相关基本知识。
2. 积极参加婴幼儿心理健康管理相关机构的见习，在见习指导老师的引导下，学习矫治婴幼儿常见心理问题的相关方法并进行实操练习。

教学建议

1. 优先采用案例教学法组织学生针对个案或者视频案例进行深入分析与研讨。
2. 组织学生到有关专业机构见习，学习婴幼儿常见心理问题的矫治方法，并进行实操练习。
3. 向学生推荐有关心理学专业学术与课程资源，积极组织集体讨论，进一步拓展学生的专业视野。

第一节　婴幼儿心理健康与保健管理

党的二十大报告提出，“重视心理健康和精神卫生”“高质量发展是全面建设社会主义现代化国家的首要任务”“要坚持以推动高质量发展为主题，把实施扩大内需战略同深化供给侧结构性改革有机结合起来”。高质量发展从医学发展角度，不仅仅是生物医学的发展，更是心理与社会医学的发展，而心理评估、心理咨询与心理治疗的普及和水平的提高则是展现心理医学与社会医学发展的关键。高质量发展不仅仅是借鉴西方心理学，更要把传统文化心理学、中医心理学的精髓加以挖掘、整理并继续进行创新发展，同时利用西方心理学的本土化来形成现代心理学发展的三大技术支撑，助力心理健康产业的高质量发展。党的二十大报告提出，“坚持为党育人、为国育才”，婴幼儿作为人生的奠基阶段，显得尤为重要，因此，婴幼儿的心理健康不容小觑。

一、婴幼儿心理健康的主要标志和判断标准

（一）婴幼儿心理健康的主要标志

1. 动作发展正常

动作发展与脑的形成及功能的发展密切相关，婴幼儿躯体大动作和手指精细动作的发展水平处于正常范围是心理健康的基本条件。

2. 认知发展正常

一定的认知能力是婴幼儿生活和学习的重要条件。虽然婴幼儿的认知发展存在个体差异，但是如果某个婴幼儿的认知水平明显低于正常范围下限，那么该婴幼儿的认知能力属于偏低。

3. 情绪积极向上

积极的情绪反映了中枢神经系统功能的协调性。婴幼儿情绪正常体现在受到别人的爱抚、关心、体贴、照顾时感到幸福，并因此心情愉快。不良情绪是婴幼儿与他人进行交往和参与各种活动时呈现的一定程度的障碍。长期紧张、压抑、恐惧等应激状态，将会使婴幼儿产生种种行为问题。

4. 人际关系融洽

婴幼儿的人际交往是维持其心理健康的重要条件，也是获得心理健康的必要途径。婴幼儿从家庭进入集体环境，会有许多不适应，在不熟悉老师、同伴、环境时，会产生一定程度的不安全感；由于独生子女没有和同伴合作、分享、等待、轮流玩耍的经验，因此同伴间时常会为争夺玩具而发生争吵和哭闹，从而产生不愉快情绪。

5. 性格特征良好

性格反映一个人对客观现实的稳定态度和习惯化的行为方式，是其个性中最核心和最本质的表现。心理健康的婴幼儿一般会表现出热情勇敢、自信主动、性格温和、意志坚强、情绪乐观等心理特征，而心理不健康的婴幼儿则会表现出冷漠自私、胆怯自卑、被动孤僻等心理特征。

6. 无严重的心理问题

心理健康的婴幼儿没有严重的或复杂的心理问题。心理不健康的婴幼儿往往以各种行为方式表现出来，诸如多动、口吃、吸吮手指、遗尿等。

（二）婴幼儿心理健康的判断标准

婴幼儿心理健康的理想状态是描述性的，并没有一个量化或分级的质量标准。在实际生活中，如何对婴幼儿心理健康进行判断？应该采取什么判断标准？这是婴幼儿心理健康管理必须弄清的问题，具体而言，有如下判断标准。

1. 社会文化标准

这是心理健康研究中最常用的一种判断标准，即认为异常是指对社会文化常模的偏离。综观社会文化发展历史，在每一种社会文化条件下都有相应的婴幼儿健康观和婴幼儿行为规范，如果某婴幼儿表现与之相悖，就会被认为是异常的。社会文化标准通常会因国家、地域差异而不同。

2. 发展标准

婴幼儿正处于迅速生长发育时期，判断其心理是否异常必须将正常心理发展标志，以及不同年龄婴幼儿心理发展的正常序列与速率作为标准。正常心理发展标志是一个统计学概念，它是群体儿童的一个相对率。比如，在 6 个半月龄的婴儿中只有 50% 的人能够不靠外力坐稳，到 9 个月龄时才能达到 95%。但是对个体而言，有时正处在“标志”外的范围，并不一定意味着发展异常，不可武断下结论。再比如，幼儿身材之所以矮小可能是遗传所致，并不是由于发育迟缓。

3. 症状标准

这是临床医师常采用的一种方法。心理异常的婴幼儿会表现出一些特殊症状，如缄默、多动、自伤等。应用此项标准判断婴幼儿是否异常比较“保险”，且能被家长接受。但有些婴幼儿的表现不典型，特别是被家长带到咨询门诊求助时，常常未出现异常症状，这就增加了判断的困难，也反映出症状标准的局限性。为了克服这种缺点，可以设置一些特殊的交谈情境，让婴幼儿充分“表演”，再观察记录其特殊症状，或是用“症状量表”，由教师或家长评定，再进行统计分析，从而得出判断结果。

4. 经验标准

影响婴幼儿心理健康的因素

在实际工作中，专业人员、教师或家长通常会根据个人的经验与观念来判断婴幼儿是否异常。从表面上看，这种方法未曾运用统计学概念、未量化、不科学，但实质上，评定者正是根据自我经验中的“百分比”来判断婴幼儿的问题的。目前提倡的做法是，让数位专家在“单盲”（即在评定前不知婴幼儿原诊断）前提下进行评定，再以平均值来确定婴幼儿是否异常。

各种判断标准各有利弊，建议多种方法并举。其中，统计标准是判断心理异常的一个基本标准。此外，还要考虑异常行为发生的频率、时限和是否具有突变性。那些频率高、时限长、突然改变的异常行为应成为被关注的重点。

知识链接

正常行为、行为障碍与行为偏差的区别

婴幼儿行为问题与其生理、心理、社会等多方面的因素有关。各种生理因素、教养方式、社会环境以及心理创伤等，都可能干扰和阻碍婴幼儿的正常发展，导致他们产生情绪或行为偏差。但是，大多数婴幼儿的问题都只在他们发展的一定阶段出现，并随着年龄的增长逐渐恢复正常。譬如，学前期早期出现的尿床、夜惊等睡眠障碍，学前期晚期出现的对于父母分离的恐惧障碍、依恋替代行为（如咬指甲、舔被子等），学龄儿童常见的孤僻、爱发脾气、害羞等，这些问题在没有造成过分影响的情况下，大多都应该判

断为正常现象，而不是行为障碍。因此，在这里有三种情况需要加以区分：一是正常行为，二是行为偏差，三是行为障碍。

从统计学意义上讲，这三者分布在一个连续的线段上。如果我们假定线段的一端为心理健康，而另一端为心理障碍的话，那么，这三种情况就分别处在从心理健康到心理障碍的不同位置上。

应该说大部分的婴幼儿都是健康的，只有当行为问题非常突出，妨碍了个人的正常发育、生活，或者在不该出现的年龄阶段出现了一些行为障碍时，我们才应该去考虑这种问题是否应被列为行为偏差或行为障碍。

婴幼儿一般的行为偏差的临床表现主要有：第一，问题突出发生在某一个年龄阶段，在这之前或之后表现都不明显，如害羞；第二，无论是情绪还是行为问题，通常表现形式比较单一，如婴幼儿仅仅有害羞的症状，不存在明显的综合征候群，也就是说，个体的其他行为基本良好；第三，婴幼儿没有类似的人格缺陷或家族继承性问题，通常与父母的管教方式或生活环境有关。比如，来自山村的孩子，初次接触大城市，会表现出明显的恐惧行为。

行为障碍与行为偏差比较起来，其程度则要严重得多。具有心理或行为障碍的儿童，对他们临床症状的判断可以依据以下几点：第一，具有比较严重的生活和社会功能损伤，并且其损伤的原因主要是精神性的，如孤僻症儿童有比较深度的语言障碍，表现为单调而且仅仅是刻板重复别人的语言；第二，持续时间长久，通常不会随年龄增长自行消失；第三，这些问题与家族继承性问题有关，通常在一些直系亲属中可以找到相关或类似问题，或者其父母当中至少有一方有一些人格缺陷。

二、婴幼儿心理发展阶段与特征

掌握婴幼儿心理发展的主要阶段以及各个阶段婴幼儿典型的、本质的心理特征是做好婴幼儿心理健康管理工作的基础。

（一）婴幼儿心理发展阶段

婴幼儿心理的发展呈现一定的阶段性，可以年龄为标志来划分。但由于婴幼儿心理发展是渐变的、连续的，各阶段间无明显界线。同时婴幼儿心理发展受生理发展和社会因素的影响，各发展阶段都有一定可变性，给确定划分阶段的标准带来了困难。

目前比较通行的做法是将 0 ～ 6 岁视为婴幼儿阶段，可划分为：婴儿期（0 ～ 1 岁），又称乳儿期，包括新生儿期（0 ～ 1 月）、婴儿早期（1 ～ 6 月）、婴儿晚期（6 ～ 12 月）；

先学前期（1～3岁），又称幼儿早期；学前期（3～6岁），又称幼儿期，包括幼儿初期（3～4岁）、幼儿中期（4～5岁）、幼儿晚期（5～6岁）。

（二）婴幼儿心理发展特征

婴幼儿的心理在不同发展阶段都会产生一些质的变化，表现出这一年龄阶段独有的特点。这种在一定的社会和教育条件下，婴幼儿在发展的每个年龄阶段中所形成并表现出来的一般的、典型的、本质的心理特征，可称为婴幼儿心理发展的年龄特征。婴幼儿心理发展的各个阶段既有区别又有联系，婴幼儿心理发展的年龄特征是稳定性和可变性的辩证统一。处于每个阶段的儿童既有上一阶段的心理特征，又有下一个阶段的心理特征，但当前阶段的心理特征占据主导地位。比如，处于婴幼儿期的儿童的思维主要特点是具体形象性，同时，思维的抽象逻辑性开始萌发。

（三）婴幼儿心理发展几个主要阶段的具体特征

在每个不同的心理发展阶段，婴幼儿在身体动作、认知、情绪情感、语言、个性和社会性等方面都存在着不同的发展特点。

1. 幼儿初期（3～4岁）幼儿心理发展特点

（1）认知发展的特点。

感知觉的发展：视觉发展方面，3～4岁幼儿能够分辨红、绿、黄、蓝、黑等基本颜色，但对于色调相近的颜色，如红和粉红、黄和橘黄等则易混淆。能通过手触摸物体，知道物体的凉热、软硬等特征。知觉发展方面，3岁幼儿能辨别上下方位，能区分白天和黑夜，4岁幼儿能辨别前后方向。

注意的发展：3～4岁幼儿以无意注意为主，有意注意开始出现。注意时间短、容易分散、注意的范围小，并且经常带有情绪色彩，任何新奇的刺激都会引起他们的兴奋，分散他们的注意。同时，3岁幼儿一般只注意事物的外部较鲜明的特征，4岁幼儿开始注意到事物不明显的特征、事物间的关系。3～4岁幼儿有意注意在无干扰的情况下，集中注意时间可达到5分钟左右，最多能集中注意10分钟。

记忆的发展：3～4岁幼儿以无意记忆为主，感兴趣的、印象深刻的事情容易记住，有意记忆开始出现并逐渐发展起来。3岁幼儿可以再认几个月以前感知的事物，可再现几周前发生的事情，4岁幼儿可再现几个月前发生的事情。3～4岁幼儿还未掌握一定的记忆方法。

思维的发展：3～4岁幼儿的思维仍带有很大的直觉行动性，但他们已经开始借助事物的具体形象或表象来进行，即由直觉行动思维向具体形象思维发展。3～4岁幼儿只能掌握日常生活中的具体概念，如实物概念、简单的数概念等，很难掌握抽象的关系概念、时间概念等。在推理判断时，常常以事物的外部联系为依据，而不是以事物的内在联系为依据。

想象的发展：3～4岁幼儿以无意想象为主，但有意想象也逐渐增长起来，这时的想象常以想象过程为满足，基本是自由联想，内容贫乏，数量少，不够完整。如看到玩具的方向盘就会手握方向盘，嘴里发出“嘟嘟，嘟嘟”的声音，车开到哪里不清楚、不确定。

（2）语言发展的特点。

3～4岁幼儿已经获得了大部分基本的语音，但不能正确地发出全部语音，还不能辨别差别较小的音，不善于协调使用发音方法，存在发音不清楚的情况。3岁幼儿的词汇量已基本达到1 000个左右，名、动词占大多数。3～4岁幼儿能用词组成简单的句子来表达自己的意思，但句子经常不完整，常出现没有主语的病句或颠倒的情况。经历了简单句向复杂句发展的过程，其主要是对话言语，回答简单的提问较多，有时也自己提问。幼儿自言自语中的游戏言语在3～4岁时出现，幼儿一边玩一边将正在进行的活动内容自言自语地讲出来。

（3）情绪发展的特点。

3～4岁幼儿的情绪经常表露于外，很少掩饰，不善于控制和调节自己的情绪，意识性或有意性很低，容易冲动，同时非常容易受周围人的感染和影响，情绪表现具有很强的外露性、冲动性和易感性。

3～4岁幼儿的情绪逐渐具备了最初的认识他人情绪情感的能力，能在一定程度上理解他人的需要和感受，但他们经常把自己的感受、体验，投射到他人，有很强的自我中心性。他们逐渐开始了解快乐、悲伤、害怕等基本情绪的原因，在面对冲突情境或不如意事件时，他们通常选择哭泣、顶撞等方法或等待他人的帮助。

3～4岁幼儿的高级情感开始萌发，逐渐会对规则感兴趣，并越来越懂得遵守规则，幼儿对伤害到他人或明显引起他人不满的行为比较敏感，并体会出内疚。他们具有初步的对美好事物的欣赏力、艺术表现力和创造力，喜欢模仿有趣的动作、表情、声调，经常涂涂画画、粘粘贴贴。

（4）个性及社会性发展的特点。

3岁幼儿“自我中心”的特点突出，看待事物从自己的角度出发，不愿意分享。他们逐渐开始能自觉地调节控制自己的情绪、行为以达到某种目的或适应环境的需要，例如克制冲动而服从要求，在不同情境中表达不同感受、需要和意见的能力增强，但自我控制的能力还不是很强。自我评价往往只是成人评价的简单再现，把成人的评价视为权威。

3～4 岁幼儿独立意识逐渐增强，同时违拗行为也非常强烈，被称为“第一反抗期”。

一般幼儿在 3～4 岁时达到性别稳定性，能够认识到一个人的性别在一生中是稳定不变的。3～4 岁的幼儿初步知道自己和他人是不同的，并且在玩具选择、活动特点上明显地表现出了性别倾向，如喜欢与同性别的小朋友玩，女孩喜欢娃娃、玩“过家家”游戏，男孩喜欢玩具汽车、搭积木。

3～4 岁幼儿同伴交往的机会增多，开始出现了对伙伴的关心、帮助行为，在需要的时候会给别人简单的帮助，如拥抱、安慰、鼓励，但并不明白友谊的含意并且持续时间较短。同时，3～4 岁幼儿当感到不安或挫折时会扔东西或打人，攻击的方式以躯体性攻击为主，很少用言语攻击（如骂人），攻击的目的主要是夺到某个东西，而不是故意要伤害对方。

2. 幼儿中期（4～5 岁）幼儿心理发展特点

（1）认知发展的特点。

感知觉的发展：视觉发展方面，幼儿从 4 岁开始，区别各种色调细微差别的能力逐渐发展，开始认识一些混合色，能够将颜色与其名称联系起来。知觉发展方面，4 岁幼儿具备准确掌握前后方位的能力，同时开始发展起时间概念，但很不准确，由于时间无法直接感知，因此需要借助与直接反映时间流程的媒介物才能认识它，如早晨起床、晚上睡觉。

注意的发展：4～5 岁的幼儿仍以无意注意为主，但由于认识的兴趣扩大，好奇心强，注意的范围也逐渐扩大，对他们感兴趣的活动能够较长时间保持注意，而且程度很高，被一件事情吸引时甚至对其他事情都置若罔闻。

记忆的发展：4～5 岁幼儿开始发展有意记忆，并且记忆和回忆能力良好，可再现以前的事情；可以开始用复述、联想、组织等帮助记忆的方法，如在记忆过程中能够自动把没有规律的材料按类别整理，能把识记的零乱材料条理化，记忆恢复时按类别说出。

思维的发展：具体形象思维是 4～5 岁幼儿所特有的，即依靠事物的形象或表象，思维主要直接受所知觉的事物的显著特征所影响。如他们会认为染着白色头发的人一定是老年人。这时期儿童思维的另一特征是“自我中心”，即看待事物是从自己的角度出发，他们不清楚事物之间的联系是有一定根据的，而凭自己的意愿将两件毫不相干的事物或现象任意联系在一起，并且以为别人的感受和想法跟自己一样。

想象的发展：4～5 岁幼儿的想象仍以无意想象为主，但开始出现有意成分，表现在行动之前能够说出想做什么，行动能够按目的和计划进行。比如绘画，画前能够说出想画什么，而所画的图像基本上符合自己原先所说的。

（2）语言发展的特点。

语音逐渐发展成熟，在语法结构方面开始掌握复合句。4～5岁幼儿对语音的意识也明显发展起来，他们开始自觉地、有意识地对待发音。他们喜欢纠正、评价别人的发音，并且特别专注自己的发音。另外，在使用简单语句的基础上，4～5岁幼儿语言逐渐连贯起来，复杂句的数量有所提高。他们能理解一些简单的复杂句，如并列复句。但是，对一些结构复杂的句子，如被动语态、双重否定句等则不能很好理解。

词义的理解逐渐确切，交流能力逐渐发展。4岁左右是幼儿词汇量飞跃发展时期，词汇的数量和种类也在迅速增加。本阶段在大量获得具体物体和动作的语言概念的基础上，形成了一定的归纳抽象能力。同时4～5岁幼儿能够主动、独立大胆地讲述故事和各种事情，初步学会了有效交流的基本规则之一，即必须使自己的话语适应听者的水平。幼儿能在说者话语的字面意义提供线索很少的情况下，推测出说者的意图。同时4～5岁是幼儿内部语言发展的重要时期，他们在游戏中遇到困难和疑惑时，常出现自言自语。

（3）情绪发展的特点。

情绪控制呈现主动性、稳定性及内隐性的特点。4～5岁幼儿逐渐学会控制情绪冲动，由被动变为主动。同时幼儿对情绪的自我调节能力逐渐加强，情绪稳定性逐渐提高，行为受情绪支配的比例逐渐下降。另外，4～5岁幼儿逐渐能用口头语言、面部表情和肢体动作来表达内心丰富的情绪情感，以调节自己的情绪及其外部表现。例如：有的幼儿在托幼机构遇到不顺心的事情，他们会极力控制和掩饰自己的情感，等到回家后见到亲人才会表达他们的不满。

情绪理解能力进一步发展。第一，表现在共情能力的迅速发展。4～5岁的幼儿能对他人的情感产生共鸣，能将自己置身于他人处境，设身处地为他人着想，接受他人的情感，已具有较强的共情能力。第二，幼儿的情绪理解开始依存于所习得的社会知识，即更倾向于根据已有的社会知识对他人的情绪做出推测并做出相应的行为反应。第三，开始理解信念和情绪的关系，具体表现为能正确地判断许多基本情绪反应产生的原因。例如，“小红很高兴，因为今天她爸爸出差回来给她买了礼物。”第四，情绪理解表现出单中心性。4～5岁幼儿对别人情绪的理解较有限，往往根据别人的面部表情、外部行为认知别人的情绪，而对成人一些复杂的内心体验和表面上相互矛盾的情绪线索则难以理解。

能够采用一定的策略进行情绪调控。随着自我意识的萌芽，4～5岁的幼儿愿意通过自己的行为来解决问题，去尝试自己想出种种解决问题的办法：1）采用替代活动调节情绪。当要求暂时得不到满足、面临恐惧等消极情境时，4～5岁幼儿会更多地采用替代活动的方式，通过主动地参与其他活动来调节自己的情绪，如玩其他游戏、唱歌、想其他有趣的事等。2）通过口语表达调控情绪。例如，小红看电视节目时看到一个恐怖镜头，她马上对弟弟说：“快把眼睛闭上，把耳朵堵上。”3）通过自我安慰缓解情绪。例如，当小红在托幼机构焦急地等待妈妈的时候，她会对自己说“妈妈很快就会来的”，以此缓解焦虑的情绪。

进一步发展道德感和义务感。随着逐渐掌握一些概括化的道德标准，4～5岁幼儿的道德感开始逐步发展，而且很关心别人的行为是否符合道德规范，并产生相应的情感。因此，这一阶段的幼儿经常会出现告状的行为。

（4）个性及社会性发展的特点。

个性倾向性：以自我为中心，开始建立主动性。4～5岁幼儿继续保持以自我为中心，但同时建立主动性。如果父母鼓励幼儿的独创性行为和想象，积极支持幼儿的游戏和智力活动，就有助于幼儿建立起健康的独创性意识和想象力，自信并具有主动性。

自我概念发展：建立自尊感。4岁左右的幼儿已经建立起有意义的自尊感，例如评价“我是个好（坏）孩子”时便会产生积极（或消极）的感受。

性别意识：意识到性别差异。幼儿从4岁开始，意识到性别的差异，更懂自己的性别身份，意识到同性别应有的活动方式、认同同性别家长。同时，对异性家长产生性好奇，如对异性家长身体、衣物、如厕方式感兴趣并有相应的好奇行为。

同伴关系发展显著。4～5岁幼儿在游戏中开始逐渐结成同龄人的伙伴关系，他们不再总是跟着成人。他们用更多的时间和其他小朋友相处、一同游戏，只有遇到困难时才求助于成人。

3. 幼儿晚期（5～6岁）幼儿心理发展特点

（1）认知发展的特点。

感知觉的发展：视觉发展方面，5～6岁幼儿完全有能力对颜色进行正确命名，并开始注意到颜色的明度和饱和度。知觉发展方面，开始具备以自身为中心相对固定的辨别左右方位的能力，如能正确地区别自己的左右手及脚、耳朵等，但不能理解左右的相对性。同时，能够掌握一周内的时序、一年内4个季节和相对时间的概念的认知，并能够认识时钟。

注意的发展：5～6岁的幼儿无意注意得到进一步发展，注意力会集中放在鲜明、生动的活动上。同时，他们关注的不仅仅是表面的特征，开始指向事物的侧面联系和因果关系，并且开始能独立控制自己的注意，集中注意的时间可以延长到15～20分钟。

记忆的发展：幼儿在5岁以后能运用简单的记忆方法来帮助记忆，如重复、联想。

但一直是机械记忆占主要地位，无意记忆的效果优于有意记忆的效果。尽管幼儿容易学也容易忘，但在这时给孩子一些记忆训练，入学后面对大量需要记忆的东西则不会感到十分困难。

思维的发展：5～6岁后，幼儿的思维逐步从以具体形象思维为主要形式发展到以抽象概念思维为主要形式，如比较大小、进行分类。“为什么”的问题经常困扰着他们，反映出幼儿正努力探索事物之间的联系，这时幼儿进入抽象逻辑性思维的萌芽阶段，并开始学会从他人以及不同的角度考虑问题，开始理解事物与事物之间的相对性，开始懂得“守恒”观念。

想象的发展：5～6岁幼儿的有意想象和创造想象的内容进一步丰富，有情节，新颖程度增加，更符合客观逻辑。在此时期，幼儿想象的突出特点是喜欢夸张，表现在夸大和混淆假想与真实两个方面，幼儿常把自己想象的事情或自己的强烈愿望当成真实的事情，常被成人误认为是在说谎。

（2）语言发展的特点。

语音的主动意识加强，语法结构更为严谨。5～6岁幼儿在语音方面，主动意识加强，言语器官已发育成熟，在成人正确的教育与引导下，基本上能够听清和说清母语的全部语音。同时，能实际掌握和运用许多规范的语法来反映事物简单的逻辑关系。复杂句大大增加，出现了“因为”“为了”“结果”“要不然”“如果”等说明因果、转折、条件假设等关系的连词，也出现了“没有……只有……”“如果……就”等成对连词。

抽象意义词汇增加，表达更加顺畅流利。5～6岁幼儿词汇量有大幅度增加，而且质量上也有明显提高，不仅掌握了名词、动词、形容词、数量词，还开始掌握一些常用副词和连词。同时口头表达能力进一步发展，能把一些思想、感情用简单的词表达出来。

（3）情绪发展的特点。

情绪表达社会性增强，表达手段多样。5～6幼儿的情绪稳定性和有意性进一步增强，情绪反应的社会性也进一步加强。他们希望引起他人的注意，尤其是得到他们心目中的权威人物的重视；渴望与同伴游戏并建立较为稳定的友谊关系。另外，情绪表达的手段多样化，能使用语言、图画、音乐、舞蹈等来表达自己的各种情绪情感。

情绪理解逐渐成熟，调节情绪方面更倾向于采用回避策略。5～6岁的幼儿情绪理解发展进入成熟期，首先，表现为对消极情绪具有较好理解，对吃惊、伤心等消极情绪的认知比5岁以下的幼儿有了根本性的质的跨越。其次，开始理解混合情绪。幼儿认识到同一情景可能会引发同一个体两种不同或矛盾的情绪反应。比如要放暑假了，他们既能感受到假期的欢乐，又能感觉到与同伴分离的遗憾。另外，在进行情绪调节时更喜欢使用回避策略。他们在尝试解决问题失败以后或者在老师的教育之下，不愿意花费过多的时间去面对同伴的冲突，而是选择避开冲突，去寻找其他更有乐趣的事情，这也是幼儿社会性的一个进步。

道德感进一步丰富、分化，义务感进一步扩展。5 ～ 6 岁幼儿的道德感进一步丰富、分化和复杂化，同时带有一定的深刻性和稳定性。幼儿晚期已经具有比较明显和强烈的爱国主义情感、群体情感、义务感、责任感、互助感和对别的幼儿、父母、老师的爱以及自尊感和荣誉感。

（4）个性及社会性发展的特点。

个性初具雏形，能独立进行自我评价。5 ～ 6 岁的幼儿个性初具雏形，思想情感已经不那么外露。如有个 5 岁半的幼儿很喜欢画画，可是从某天起突然不画了，家长和老师都不了解其原因，只听她说“不画了”。经过奶奶耐心谈话，才发现由于老师没有把她新作的画贴出来，她误以为老师嫌她画得不好。自我评价方面，5 ～ 6 岁幼儿能够进行自我评价，能有意识地把自己同其他孩子进行比较，不仅进行独立的自我评价，还会评价他人，但幼儿的自我评价往往从情绪出发。

性别意识逐渐稳定。5 ～ 6 岁的幼儿更加领会了性别的永恒性，遵循对性别的要求去做男孩应做的事情或女孩应做的事情。

合作意识逐渐增强。在相互交往中，5 ～ 6 岁的幼儿开始有了合作意识。他们会选择自己喜欢的玩伴，也能与三五个小朋友一起开展合作性游戏。他们逐渐明白公平的原则和需要服从集体约定的意见，也能向其他伙伴介绍解释游戏规则。这一时期的幼儿对于规则的认识还没有达到自律，规则对幼儿来说还是外在的，因此幼儿在规则的实践方面还会表现出自我中心。

第二节　婴幼儿心理保健

一、婴幼儿心理健康的影响因素

在婴幼儿身心发展的过程中，影响婴幼儿心理健康，导致婴幼儿各种行为问题和心理障碍的因素是各种各样的，一般可以分为生物学因素、心理因素和社会因素三个方面。

（一）生物学因素

影响婴幼儿心理健康的生物学因素主要包括遗传、孕期状况、意外伤害和疾病等。

1. 遗传

大量研究表明，遗传是影响婴幼儿心理健康的重要因素。儿童期发育障碍和精神疾患，包括婴儿孤独症、儿童精神分裂症和儿童多动综合征等的发生和发展均与遗传有关，而且患有遗传性疾病的儿童常伴有行为异常。

2. 孕期状况

孕妇的健康状况及其环境直接或间接影响胎儿的心理健康，包括孕妇患病、用药、营养、情绪、烟酒、放射线和环境污染等因素。

3. 意外伤害和疾病

意外伤害和疾病引起的脑损伤可直接引起婴幼儿失语、痴呆、昏迷、意识障碍等，从而影响婴幼儿心理健康。此外，意外伤害和疾病造成的残疾、并发症和后遗症等，可以间接影响婴幼儿心理健康。如四肢残缺、失明、瘫痪、耳聋等，导致婴幼儿自卑、情绪低落、智力低下等心理障碍和行为异常。

意外伤害和疾病影响婴幼儿心理健康的程度，取决于脑损伤的部位、范围、有无并发症、抢救治疗效果、疾病的种类、病情、疾病抢救处理是否及时、是否有后遗症。因此，加强安全和健康教育、预防意外伤害和疾病的发生是保护婴幼儿心理健康的重要措施。

（二）心理因素

影响婴幼儿心理健康的主要心理因素有动机、自我意识、情绪等。

1. 动机

动机是为满足个体的需要而产生活动的诱因。需要是个体对生存、发展的一定的要求和欲望。如果食物、睡眠、空气、水、衣着、运动、游戏、安全、爱抚、被赞赏等需要不能得到满足甚至缺乏，容易造成婴幼儿的动机冲突和需求受挫，从而产生消极、紧张的情绪和恐惧、冷漠、孤独的心态。婴幼儿在活动中不断产生需要，并不断被满足，但也有受挫的时候。所以，婴幼儿要有一定的心理承受能力和处理动机冲突的简单技巧，以协调动机需要与现实的反差，保持平衡的心态。

2. 自我意识

婴幼儿的自我意识虽不成熟、不稳定，但对其人格发展和行为适应影响很大。婴幼儿通常是通过成人的评价和态度，与同伴的比较，在游戏与交往中的成败来认识自我、评价自我、调节行为与情绪的。自我意识不强的婴幼儿，对挫折、冲突缺乏预测性和处理技巧，往往有任性执拗、攻击性行为、退缩行为等。所以，应该加强婴幼儿自我意识的培养，保护婴幼儿的心理健康。

3. 情绪

焦虑、恐惧的情绪对婴幼儿心理健康起消极作用。焦虑使婴幼儿怀疑自己的能力，扩大自己的失败，常处于紧张与不安之中。有的婴幼儿生怕失去父母的爱，担心自己所做的一切不受人欢迎。恐惧常与焦虑联系在一起，许多婴幼儿怕黑、怕老鼠、怕水、怕走丢。恐惧会使婴幼儿产生剧烈的生理和心理变化，如心跳加速或断续、呼吸短促或停顿，脸色苍白，记忆、思维、知觉发生障碍，行为失调，情绪失控等。过度的焦虑和恐惧严重损害婴幼儿的心理健康。

（三）社会因素

社会因素主要指家庭、托幼机构（托儿所）、社会等。

1. 家庭

家庭是婴幼儿的生活和初级社会化场所，能满足婴幼儿的多种需要。父母文化水平和基本素质较高，婴幼儿心理问题的发生率低；民主式的家庭教育方式使婴幼儿具有良好的心理品质、愉快的情绪和心境、较强的社会适应能力，具有独立性和自信心；和谐愉快的家庭气氛，使婴幼儿感到安全、舒适、心情愉快；父母经常吵架及悲观、失望等不健康的家庭气氛，使婴幼儿容易形成孤僻、冷漠、焦虑等不良情绪，影响婴幼儿的心理健康；独生子女家庭和单亲家庭的婴幼儿容易发生任性、自私、恐惧、有攻击性等多种心理问题。总之，父母的性格、文化、心理素质良好，家庭和睦、情感融洽、行为规范、教养方式得当，对婴幼儿心理健康起促进作用；反之，父母的性情暴烈，文化和心理素质差，父母离异，虐待孩子等，会对婴幼儿心理健康起破坏作用。

2. 托幼机构（托儿所）

托幼机构（托儿所）是对婴幼儿进行保育、教育和次级社会化的场所，托幼机构的园风、物质环境、人际关系、保育及教育的方法和特点对提高婴幼儿心理健康和社会适应有重要的影响。例如，师幼关系紧张，缺乏儿童化氛围，忽视婴幼儿心理保健，教育方法单一、枯燥、粗暴等都可能使婴幼儿产生情绪低落、恐惧、说谎、不愿意上托幼机构等心理问题。教师的性格、情绪、行为方式直接影响婴幼儿的心理健康。如果教师脾气粗暴、情绪无常、偏执偏爱、冷漠无爱心、不公正、无同情心、对儿童要求过高或无要求等，都会在无形中损害婴幼儿的心理健康。

3. 社会

社会主要是指家庭、托幼机构以外的社会文化和心理环境。社会经济、福利状况、风俗民情、伦理道德、宗教信仰等各种因素对于婴幼儿的心理品质和行为方式的形成都有影响。其中，大众传媒、社会风气和环境污染是影响婴幼儿心理健康的重要因素，电视、图书等大众传媒以直观、易于接受的形式对婴幼儿的心理健康产生巨大的影响。例如，暴力片、恐怖片、一些不健康的电视广告，使婴幼儿产生恐惧、焦虑、攻击性行为等。此外，物质环境中不适当的温度、湿度、照明、空间、噪声等，都会影响婴幼儿的情绪和行为。

二、儿童心理保健措施

凡能促进儿童生长发育、提高儿童社会适应能力及改善儿童个性品质的方法和措施，都属于儿童心理保健工作的范畴。承担儿童心理保健工作的人员，主要有家长、幼教工作者、心理工作者、医生、社会工作者等。

（一）维护和促进儿童心理健康的措施

（1）改善环境：诸如改善空气、饮水、居住、活动场所的环境条件，改善膳食质量，创造良好的家庭氛围和健康的社会文化环境等，使儿童的基本权益得到保障，人格得到尊重。

（2）开展心理咨询：通过筛查等方式，及早发现有心理障碍的儿童并给予矫治。

（3）加强保健措施，促进健康：诸如开展健康监测，普及科学喂养知识，实施计划免疫等。

（4）对儿童进行心理健康教育：培养学前儿童养成有益于心理健康的行为和习惯，自觉抵制各种不健康的行为，增强自我心理保健的意识和能力，从而健康成长。

（二）婴幼儿期儿童心理保健要点

（1）培养“角色意识”。要让婴幼儿知道他担当的是什么“角色”，如何“扮演”好他的“角色”。首先要摆正婴幼儿在家庭中的位置：他是父母的孩子，是爷爷奶奶的孙子或孙女。要尊敬老人和父母，不能随心所欲，说啥是啥。他不应扮演“小霸王”的角色，不能以他为核心，让大人围着他转，他应该有礼貌，知谦让，懂规矩。

（2）让家庭充满笑声。婴幼儿的神经系统还十分脆弱，疏泄心理紧张的能力还很差，特别需要感受更多的家庭温暖。“家和万事兴”，在一个和睦的家庭里，敬老爱幼，互相关心，互相爱护，这样的家庭气氛有利于婴幼儿心理的健康发展。父母乐观、镇静、愉快的情绪对婴幼儿可以产生巨大的感染力。如果父母对子女的感情冷漠，父母不和，家庭破裂，婴幼儿在感情上的需要得不到补偿，就会影响婴幼儿的心理健康。

（3）正确对待婴幼儿的过失和错误。婴幼儿小，知识和经验少，能力差，出现过失和错误是不足为怪的。成人尚“吃一堑，长一智”，婴幼儿更是在过失和错误中不断吸取教训、增长见识的。教师和父母在教育婴幼儿时，要心平气和，循循善诱，讲清道理，不要伤害婴幼儿的自尊心，更不能动辄斥责、打骂。在对婴幼儿的教育上，父母要配合默契、态度一致，不能一方严加管教，另一方袒护。对婴幼儿缺乏同情和谅解，会促成他们的“反抗心理”。你让他往东，他偏往西；你不许他这样做，倒使他增强了想这样做的欲望，使错误的行为得到强化。

（4）敞开家庭的大门。让婴幼儿多与小朋友接触，孩子们在一起玩就是学习，就是交际，就有乐趣。多接触大自然，开阔眼界。参加一些适宜的社会活动，增强对社会的了解和适应能力。

（5）入学准备。从托幼机构升入小学，就将进入一个崭新的环境。为了让孩子能尽快适应新的生活，在入学前要有所准备，这主要包括：生活自理能力的培养、社会交往能力的发展、控制情绪的能力以及求知欲、性格和道德行为习惯方面的培养等。具体而言，婴幼儿的生活要有规律，养成早睡早起的习惯。要按顿吃饭，少吃零食。要求婴幼儿干些家务活，养成爱劳动的习惯，并且生活能够自理。要教育婴幼儿善于与小伙伴友好相处。这样，他们升入小学后就能很快适应小学的新生活，交上新朋友，喜欢上学。否则，如不适应新的生活规律，在纪律的约束下感到很紧张，又没有新的朋友，就有可能产生心理卫生问题——“学校恐怖症”，拒绝上学，先是哭闹、磨蹭，勉强上学去了，又会出现恶心、呕吐、肚子痛、拉稀等症状，一回家这些症状又都消失了。

第三节　婴幼儿心理问题的鉴别与矫治

一、婴幼儿常见心理问题及表现

婴幼儿常见的心理问题可分为行为障碍、情绪障碍、发展障碍、神经功能障碍四大类。

（一）行为障碍

行为障碍是指婴幼儿发展进程中表现出的与年龄、社会规范和要求不符的各种行为，包括多动障碍、品行问题、幼儿期逆反。这些行为会对婴幼儿的学习、人际、社会适应性产生明显的负面影响。

多动障碍在儿童心理行为疾病中最为常见。儿童多动症是“儿童注意缺陷多动障碍”的简称，它是指智力正常或接近正常，在儿童时期，表现出注意力明显不能集中，不分场合地过度活动、情绪冲动并伴有认知障碍和学习困难的一种综合征。

儿童多动症一般在 6 岁前起病，7 岁前表现出来，6 ～ 10 岁为发病的高峰期。男孩多于女孩，发病率 20% 以上。其主要症状为：注意缺陷、多动、冲动，表现为活动过多、注意力不集中、冲动、任性、学习困难和有问题行为。特别应注意的是，对于婴幼儿的多动障碍，应严格与其好奇心强、爱表现、活跃、粗心、急躁的个性特点与行为习惯区分开来。

（二）情绪障碍

情绪障碍是以焦虑、抑郁、恐怖等消极情绪为主要临床表现的一种常见的心理障碍，主要包括分离性焦虑、广泛性焦虑、儿童抑郁。患情绪障碍的儿童仅次于多动障碍，总体上排在各类儿童心理精神障碍中的第二位。

1. 分离性焦虑

分离性焦虑是指婴幼儿因为与其亲人及最喜欢的事物分离而引起的一种焦虑障碍。较小的婴幼儿通常会比较大的幼儿体验到更多的与亲密抚养者分离的焦虑。有分离性焦虑的婴幼儿会害怕新的环境，或者有述说身体不适的情况。为了避免分离，他们会焦躁、哭泣、尖叫，甚至自伤，或者述说肚子疼、头疼等。他们在家的时候或者父母带出门的时候，表现出寸步不离父母，不愿一个人待在房间里，晚上一定要和父母睡等。

视野拓展

入园焦虑

入园焦虑是幼儿的一种正常的心理活动。由于幼儿长期与亲人生活在一起，对亲人产生了一种极度的依恋情感，表现为时时看见亲人在身边，与他们保持亲密的身体接触，这样他们才会觉得自己是被关爱的，感到安心、安全。幼儿初次入园，面临陌生的环境、陌生的老师、陌生的小朋友，忐忑不安；如果家长离开，他会感到自己被抛弃了；同时，幼儿教师要照顾许多小朋友，不可能只关注一个孩子，于是幼儿会产生一种失落感、不安全感与焦虑感。

2. 广泛性焦虑

广泛性焦虑通常是生物学因素和环境因素相互作用的结果。幼儿广泛性焦虑是一种以焦虑不安为主要临床症状的情绪障碍，除了焦虑之外，常出现恐惧、害怕、强迫性行为等。这种焦虑或恐惧通常没有明确的指向，幼儿总是担忧会有不好的事情发生。这种焦虑往往无法自行缓解，有时还伴有肌肉紧张、头疼、恶心、易怒、入睡困难、精神不振等症状。

3. 儿童抑郁

相比正常情况下的悲伤、不高兴或情绪的起伏，抑郁是一种不快乐的弥散性心境。如果婴幼儿不像大部分其他婴幼儿一样活泼热情、有生命力，经常表现出极端郁闷和泪流满面、过度依赖母亲或其他抚养者、害怕分离、莫名其妙地发火，甚至出现消极和自我破坏性语言时，家长和教师就必须重视并尽快干预。抑郁儿童会有学业成就、自我感知、自尊、人际沟通方面的困扰，如自卑、孤立、自我封闭、社会退缩等。

（三）发展障碍

发展障碍主要是指智能、语言、动作、人际等领域发展滞后的一类发育性障碍，有明显的脑器质性原因或不明显的脑功能损伤，包括儿童自闭症、智力落后、语言与沟通障碍、学习障碍。

1. 儿童自闭症

英国自闭症天才达人　短暂记忆作画浦西

儿童自闭症，又称儿童孤独症，是广泛性发育障碍的亚型，其共同特征是存在社会交往障碍、语言交流障碍、兴趣狭隘和重复刻板等行为特征，其核心问题是社交交往障碍。

2. 智力落后

智力落后的规范称谓是精神发育迟滞，是指个体低于平均水平的智力功能和低于平均水平的适应能力。

3. 语言与沟通障碍

语言与沟通障碍是指在语言表达、口语交流和理解他人说话方面的障碍。比较典型的两类亚型是语言表达障碍和口吃。

4. 学习障碍

学习障碍是指幼儿在阅读、书写或数学等方面的成绩显著低于该阶段幼儿的智力水平和受教育程度等，通常是在六七岁后表现为数字反写、漏字出格、拼写错误等书写障碍；阅读不流畅、不理解等障碍；数学推理与数学计算出现非粗心的认知加工错误等数学障碍。这三类学习障碍在整个人群中的发生率为 2% ～ 10%。

（四）神经功能障碍

儿童的神经功能障碍是指那些与儿童生理有关的健康问题，并非典型的心理健康障碍，但是可能伴随一些心理层面的消极体验，主要包括睡眠障碍、进食障碍、排泄障碍等。

1. 睡眠障碍

睡眠障碍是指与同龄儿童正常睡眠状况有所不同的紊乱、延迟、减少或过度等现象。睡眠障碍往往与多动障碍、抑郁、焦虑、自闭症、品行问题等伴随发生。

儿童的睡眠障碍分为睡眠失调和睡眠异常。睡眠失调是指入睡或维持睡眠方面的障碍，如睡眠时间太短或太长、难以入睡、醒后精神不振。睡眠异常是指睡眠时出现行为或生理方面的异常现象，如梦游、梦魇、梦惊等。

2. 进食障碍

婴幼儿时期的进食障碍主要有不良的进食习惯、喂食困难和偏食或挑食等。学龄期儿童的进食障碍结果主要是肥胖症。

3. 排泄障碍

排泄障碍包括两类：遗尿症与遗粪症。幼儿在形成自主排泄行为的正常年龄如不能控制其排泄行为，排除生理上的因素，如括约肌发育不良，就可能是出现了排泄障碍。排泄障碍通常会随着幼儿年龄的增长自行好转。

二、婴幼儿心理咨询与矫正辅导方法

关于婴幼儿常见的异常心理与问题行为，只有少数可能随年龄的增长好转或自愈，绝大多数都需要给予辅导或治疗，帮助他们改善。婴幼儿的心理特点决定了其心理与行为辅导的方法有一定的特殊性。

（一）婴幼儿心理咨询

婴幼儿思维发展还不成熟；词汇量匮乏；不善交谈；缺乏自我反思能力；对自己的心理问题不能准确表达，很难有效和咨询人员用言语沟通。这时就需要其父母或看护人和咨询人员进行沟通，以便咨询人员更好、更全面地掌握婴幼儿的情况。所以，在婴幼儿心理咨询中，尤其是低龄婴幼儿，应以间接咨询为主、直接咨询为辅。对于特殊婴幼儿可以采取适合婴幼儿的专业心理咨询与治疗手段。同时，由于婴幼儿心理发展及婴幼儿心理问题有其特殊性，咨询中必须注意遵循以下四个原则。

1. 发展性原则

婴幼儿心理咨询活动一定要充分考虑婴幼儿身心发展的特点，应把婴幼儿在发育过程中出现的正常心理变化和异常心理行为准确区分开来，把一般性的心理问题同病态心理障碍加以区分，把共同发展与个人特长或潜能的充分发展有机结合起来，这样才能全面发挥婴幼儿心理咨询的功能，不断提高咨询水平和质量。

2. 信赖性原则

婴幼儿的心理咨询既包括对婴幼儿的直接咨询，又包括对婴幼儿家长、幼教人员和其他有关成人的间接咨询。无论哪种形式的咨询，都需要在咨询人员和咨询对象之间建立一种平等、尊重、相互信赖、相互支持的关系，这是咨询工作顺利进行并富有成效的重要保证。

3. 协调性原则

心理咨询工作必须与家庭和托幼机构的教育活动密切配合，积极调动幼教人员、家长及社会有关方面的参与积极性，努力创造适合婴幼儿生活和成长的良好环境，才能最大限度地发挥心理咨询的作用。

4. 预防性原则

预防重于治疗的思想对婴幼儿的心理咨询有特别重要的意义。应坚持以防为主，将咨询工作的重点放在心理障碍的早期预防、早期发现，这种积极主动的防范措施也将大大提高心理咨询工作的社会影响和运用价值，将使婴幼儿心理健康问题的发生率大大降低。

（二）行为疗法

行为疗法又称行为矫正法，其核心思想是认为人类的绝大多数行为，不论是正常的还是异常的，都是通过学习获得的。因此，个体通过学习和训练可以消除那些不良的或不适应的行为，也可以获得所缺少的适应性行为。

1. 强化法

强化法是以操作条件的作用为依据，系统地应用强化手段去增强某些适应性行为，减弱或消除某些不适应行为的方法。常用的强化法有正强化技术、代币管制法、消退技术、奖励暂停法等。

2. 放松训练

放松训练主要通过放松肌肉和心情，达到克服焦虑、消除疲劳、稳定情绪、振奋精神、应对压力的目的。在儿童心理治疗中，放松训练对消除婴幼儿的焦虑有特殊的作用，主要包括想象放松法和深呼吸放松法。

3. 系统脱敏法

系统脱敏法是行为治疗中应用较早的技术之一，常常用于治疗对特殊客体或情况产生恐惧或焦虑的心理障碍，如恐血、怕蛇、考试焦虑等。系统脱敏法包括建立恐惧或焦虑等级表、进行放松训练和逐级系统脱敏三个步骤。

4. 模仿学习法

婴幼儿的许多行为并非通过直接实践或受到强化形成的，而是通过观察、学习产生共鸣，从而增加良好的行为或减少、削弱不良行为。因此，模仿与强化一样，是学习的一种基本形式。模仿学习法包括现场示范法、参与模仿法、自我示范法、想象模仿法、角色扮演法以及电影、电视或录像示范法等类型。

5. 其他疗法

其他疗法包括冲击疗法（暴露疗法）、厌恶疗法以及惩罚中的暂时隔离技术、矫枉过正法等方法。

知识链接

厌恶疗法

厌恶疗法是指将某种令人不愉快的、惩罚性的刺激与婴幼儿的不良行为联系起来，从而建立一种新的条件反射，使其对不良行为产生厌恶而放弃的一种行为矫正技术。

厌恶疗法的操作要点是：（1）确定需要矫正的不良行为。（2）选择惩罚性刺激。常用的惩罚性刺激有：在腕部套上橡皮圈，用弹打造成疼痛；进行欲望剥夺；语言责备；厌恶仪发出的脉冲电刺激；穴位的刺激等。（3）先用刺激诱发婴幼儿出现不良行为，并同时施以厌恶的惩罚性刺激，行为会瞬间消失，反复多次，婴幼儿就会在不良行为与惩罚性刺激之间建立联系，从而回避不良行为，这样，就达到了不良行为矫正的目的。

这里要注意的是，厌恶刺激必须是安全、无害的，所以厌恶疗法必须在严格的控制下使用。

资料来源：崔光成，邱鸿钟．心理治疗学［M］．北京：北京科学技术出版社，2006：85.

（三）游戏疗法

游戏疗法是以游戏活动为媒介，为儿童创设一个充分自由的环境，借助游戏让儿童在自由的玩耍中把内心的问题和焦虑“玩”出来，让儿童在游戏活动中自然地表达自己的情感、暴露内心存在的问题，并使情况得以缓解或消失。游戏治疗适用范围广，不仅对心理行为障碍儿童具有治疗性，对正常儿童的普遍发展问题也具有一定的预防性作用。

婴幼儿箱庭疗法

游戏疗法在儿童心理治疗中主要包括玩偶游戏、木偶游戏、讲故事、规则游戏和沙盘游戏等。其中沙盘游戏疗法又称箱庭疗法，已是一门较为成熟的心理治疗技术，可以引导问题幼儿通过表达幻想、发展控制力来解决问题并控制内心冲动。

（四）戏剧疗法

戏剧疗法是 20 世纪 50 年代在欧美国家发展起来的一种表达性艺术治疗的新模式，整合了戏剧教育、心理学、社会学等多种学科知识。该疗法认为通过戏剧历程使参与者自觉地将戏剧情景中的经验迁移到现实生活中，转化为生命体验，可以促进参与者行为的改变和个性的发展。戏剧治疗具有非语言性、象征性、灵活性等特点，能打破儿童的年龄、认知限制，对于疏解儿童人际关系困难、情绪控制障碍等具有良好疗效；儿童在参与戏剧创作和编排的过程中，获得同伴的支持、尊重和关爱，这也有助于其心理和同伴关系发展。

（五）其他疗法

在婴幼儿心理辅导治疗中，还有家庭治疗、叙事治疗、阅读治疗、团体治疗等技术。家庭治疗是把家长、婴幼儿及其他家庭成员当作一个自然单位，旨在改进这一家庭单位的整体功能的治疗过程，即通过改变家庭成员之间的交互作用来影响个体的变化。叙事治疗主要指运用访谈交流、信件交流、家庭对话、新闻发布等方式解决儿童及其家庭所面临的问题。阅读治疗对于婴幼儿来讲主要是指导其开展图书阅读，适合有一定理解能力的婴幼儿，能有效改善婴幼儿的情绪障碍。团体治疗是相对于个体辅导的两人及两人以上的辅导治疗形式。由于婴幼儿年龄尚小，关注度有限，因此团体治疗以 2 ～ 4 人为宜。家庭治疗、游戏治疗、艺术治疗或行为疗法均可以通过团体治疗的形式来开展。对于睡眠、排泄、进食障碍除可使用上述疗法外，还需结合营养、药物治疗来改善婴幼儿的神经生理功能。在大多数情况下，婴幼儿异常心理和问题行为都需要采用综合的生物 – 心理 – 社会干预模式进行干预。

婴幼儿心理问题测评工具

婴幼儿心理健康管理者应熟练掌握和使用上述几种辅导与治疗方法，对于有发展障碍的婴幼儿的辅导，通常还需要特殊教育方面的相关知识。在从事婴幼儿心理健康管理工作的过程中，还需要解决自己的心理成长问题及来自家庭尚未解决的问题，重视用自己的成长体验和更完善的人格去从事婴幼儿心理健康管理工作，才能更出色地做好工作，真正做到育人、助人，促进婴幼儿心理积极健康地发展。

知识链接

克氏孤独症行为量表

孩子最近一个月的行为表现情况。“从不”指这种行为从来没有出现过。“偶尔”指这种行为有时候出现但次数不多。“经常”指这种行为几乎每天出现，引人注目。

（1）不易与别人混在一起玩。

（2）听而不闻，好像是聋人。

（3）叫他学什么，他强烈反抗，如拒绝模仿说话或动作。

（4）不顾危险。

（5）不能接受日常习惯的变化。

（6）以手势表达需要。

（7）莫名其妙地笑。

（8）不喜欢被人拥抱。

（9）不停地动，坐不住，活动量过大。

（10）不看对方的脸，避免视线接触。

（11）过度偏爱某些物品。

（12）喜欢旋转的东西。

（13）反复出现怪异的动作。

（14）对周围漠不关心。

计分方法：每一项按照出现的频率，分为“从不”、“偶尔”和“经常”三级，分别为 0 分、1 分、2 分，累计分数≥14 分且“从不”≤3 项，“经常”≥6 项者，可能为自闭症，分数越高，可能性越大。该表灵敏度高，易于发现孤独症（自闭症），但特异度不高（即易发现，但又不太准确）。须排除智力低下和聋哑儿，且最终需专业医师结合病史确诊。

本章小结

本章主要介绍了婴幼儿心理健康的主要标志、判断标准和婴幼儿心理保健措施等婴幼儿心理健康管理的基础知识。婴幼儿常见的心理与问题行为可分为行为障碍、情绪障碍、发展障碍、神经功能障碍四大类，婴幼儿心理咨询与行为矫正的主要方法有婴幼儿心理咨询、行为疗法、游戏疗法、戏剧疗法等。

同步练习

一、名词解释

婴幼儿心理健康　行为障碍　情绪障碍　发展障碍　神经功能障碍　行为疗法　游戏疗法

二、简答题

1. 简述婴幼儿心理健康的主要标志和判断标准。

2. 简述婴幼儿心理保健的主要措施。

3. 简述婴幼儿常见心理问题的矫正方法。

三、思考题

1. 小白眼睛大大的，长得白白胖胖，奶奶带着他到处炫耀，说她养的孙子很健康可爱。但是 3 岁半的小白两眼无神，不爱说话，并且只会说简单的几个词语。请思考：小白心理健康吗？为什么？

2. 有一天，平平在幼儿园用餐时，被老师强迫吃下了带有微小鱼刺样的鱼丸（没有刺伤喉咙，但平平感觉很不好），平平从此再也不吃鱼丸了。请思考：应该采用哪种行为疗法来矫正平平的行为？

四、拓展学习与实践

1. 观看心理电影《看上去很美》《雨人》《叫我第一名》，并谈一谈自己的感想。

2. 检索并阅读与本章主题相关的学术文献，丰富自己在心理健康管理方面的知识。

3. 积极参与专业机构见习实训活动，初步学习鉴别和矫正婴幼儿常见的心理健康问题。

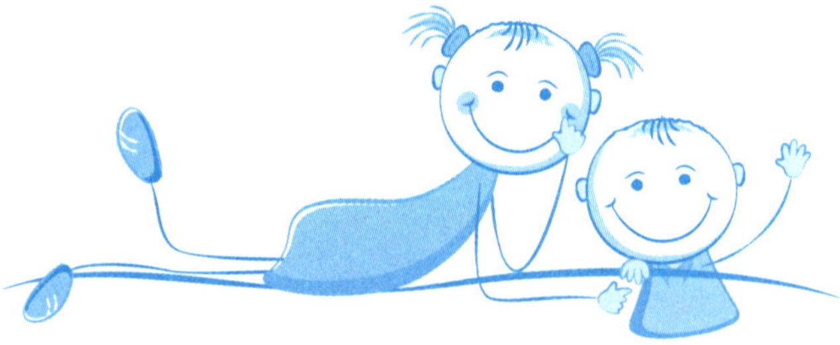

第四章　婴幼儿健康协同管理

学习目标

1. 了解家庭、托幼机构与社区环境对婴幼儿健康的影响因素。
2. 熟悉家庭、托幼机构与社区对婴幼儿进行健康管理的基本途径与方法。
3. 掌握家庭、托幼机构与社区对婴幼儿进行健康协同管理的基本任务与措施。

学习重难点

1. 了解不同家庭教养方式对婴幼儿健康的重要影响。
2. 熟悉托幼机构对婴幼儿进行健康协同管理的各项工作流程。
3. 掌握家庭、托幼机构与社区对婴幼儿进行健康协同管理的基本方法。

学习方法

1. 自主学习与集体讨论相结合。
2. 个体与分组学习、理论与实践学习相结合。

教学建议

1. 积极组织学生讨论分析典型案例，并开展分类模拟实操。
2. 指导学生了解园所或社区已安装使用的婴幼儿健康管理信息系统，并学习相关操作技能。
3. 组织参观社区公共卫生服务中心，并举办针对该活动的座谈会。

第一节　婴幼儿家庭健康管理

一、家庭类型、结构和教养方式对婴幼儿健康的影响

（一）家庭类型的划分

家庭类型是指根据家庭关系或家庭结构的不同进行的分类。可以根据不同的需要，采用不同的标准，划分为不同类型的家庭。

按家庭的权力结构划分：父权制家庭、母权制家庭、夫妻平权制家庭。

按家庭所在社区的性质划分：农村家庭、城市家庭、工矿区家庭。

按家庭主要人员的职业属性划分：工人家庭、农民家庭、干部家庭、军人家庭、知识分子家庭。

按家庭生育功能划分：生育家庭、非生育家庭。

按子女多寡划分：多子女家庭、独生子女家庭。

按家庭关系的状况划分：和睦家庭、不和睦家庭、解组家庭。

按家庭的结构和规模划分：主干家庭或直系家庭、核心家庭或小家庭、联合家庭或大家庭、单亲家庭。

（二）家庭结构类型及其对婴幼儿健康的影响

家庭结构建立在婚姻关系和血缘关系的基础上，既包括代际结构，也包括人口结构，是家庭中成员的构成及相互作用、相互影响的状态，也是由家庭成员的不同配合和组织关系而形成的联系模式。

根据家庭的代际层次和亲属关系来划分，我国的家庭结构大致分为四种：核心家庭、主干家庭、联合家庭和单亲家庭。家庭结构类型的不同，导致家庭环境、家庭教育

方式、家庭成员的关系等也有所不同，最终会影响婴幼儿的个性和心理素质成长。

1. 核心家庭

核心家庭是我国目前主要的家庭类型，其特点是人数少、结构简单，家庭内只有一个权力和活动中心，家庭成员间容易沟通、相处。

核心家庭关系简单，成员关系密切，内聚力较强，容易形成教育合力，父母更能以民主、平常的态度对待和教育婴幼儿。然而，核心家庭的封闭性等特点不利于婴幼儿情感的培养和社会交往能力的培养。特别是在以事业为重的家庭中，婴幼儿与父母情感交流的时间减少，更多的是和保姆或电子产品为伴，父母往往用金钱满足作为对子女情感上的补偿。此外，家庭暴力现象易在核心家庭发生，婴幼儿往往成为无辜的受害者，成为父母的“发泄筒”，更容易抑郁。

2. 主干家庭

主干家庭又称直系家庭，是指由两代或两代以上夫妻组成，每代最多不超过一对夫妻，且中间无断代的家庭。主干家庭的特点是家庭内不仅有一个主要的权力和活动中心，还有一个权力和活动的次中心存在。

主干家庭中，因为祖父母可以协助父母照顾、管理、教育第三代，婴幼儿可以得到更多的关爱和更充分的教育，生活上的照顾和日常的管理更加周到；家庭中的老人也能及时被子女照顾，因而婴幼儿也容易从父母那里学到关心别人、照顾老人的好品质。

年老的祖父母的教育思想较传统，对隔辈人容易娇惯溺爱，会使婴幼儿放纵骄横，不能学会在欲望不能满足时保持应有的忍耐。因此，孩子往往无法适应社会生活，容易以自我为中心，自控能力差，与人交往受挫后易产生对立、仇视情绪。

3. 联合家庭

联合家庭是指包括父母、已婚子女、未婚子女、孙子女、曾孙子女等几代居住在一起的家庭，主要分布在我国的农村地区。联合家庭的特点是人数多、结构复杂，家庭内存在一个主要的权力和活动中心，几个权力和活动的次中心。

联合家庭暴力的现象和父母的情感问题大大少于其他结构类型的家庭。祖父母的监督和妯娌间的互相监督、交流十分有利于各种矛盾的处理和解决。此类家庭可以为婴幼儿创造一个宽松、快乐、富有竞争性的学习环境。婴幼儿在家庭中可以与兄弟姐妹学习交流、相互促进，有利于其社交能力的培养和身心健康的发展。

然而，许多婴幼儿可能会过多地沉浸在自己的“家族圈”中，不愿意与陌生人交往，会出现社会适应能力差的现象：在家里活泼、调皮，进入陌生环境后则沉默寡言、害羞、不合群。另外，此类家庭常会出现祖父母偏爱某个儿孙的现象，易引起其他儿孙的妒忌、被忽视心理，久而久之，会导致儿童产生报复心理。

4. 单亲家庭

单亲家庭是指由离异、丧偶或未婚的单身父亲或母亲及其子女或领养子女组成的家庭。单亲家庭的特点是人数少、结构简单，家庭内只有一个权力和活动中心，但可能会受其他关系的影响。

此外，单亲家庭有可能经济来源不足。

离异父母因受种种压力（如经济、家务、社会舆论等）而紧张、焦虑，对孩子易怒、缺乏关心和耐心，使孩子的心理受到伤害。在单亲家庭中，家长往往采用放任自流、不过问的教养态度，孩子会因为得不到父爱或母爱而产生孤独感，会逐渐形成冷酷、富于攻击甚至放荡的不良品质，同时也直接影响学习成绩。

（三）家庭教养方式对婴幼儿健康的影响

家庭教养方式是指父母在教育、抚养子女的日常活动中表现出的一种行为倾向，它是对父母各种教养行为特征的概括，是一种具有相对稳定性的行为风格。

1. 影响家庭教养方式的因素

（1）父母的社会地位、经济收入：父母的社会地位、经济收入不同导致其社会环境、价值观念存在差异。

（2）教育背景：不同教育背景的人会对婴幼儿有不同的认识，而且还会影响其思维方式和行为方式。

（3）性格：父母的性格对婴幼儿做人处事有明显的影响。

（4）成长经历：极少数为人父母者是经过正式培训的，绝大多数都是参照其父母教育抚养自己的模式或通过自我学习来教育婴幼儿。

2. 教养方式的分类及对幼儿的影响

家庭教养方式可分成民主权威型、绝对权威型、娇惯溺爱型、忽视冷漠型四种基本类型。

（1）民主权威型。

民主权威型幼儿家长通常给予婴幼儿中等程度的关爱、允许或限制，对婴幼儿保持温和的态度，能合理接纳幼儿的意见和想法，亲子间采取开放的态度和方式进行沟通。在进行家庭教育时，采取民主平等的态度对待孩子，尊重、爱护孩子，鼓励孩子独立和树立个人特质。

民主型父母对婴幼儿的态度积极肯定，给孩子自由发展空间，平等地对待孩子，尊重和信任孩子，尊重孩子的意见和观点，鼓励孩子表达自己的想法并参与讨论。父母对孩子的要求比较明确，对他们的不良行为表示不快时，会严格按规则说服教育；而对其良好行为，则表现出真心的支持和肯定。在温暖、民主、宽松的家庭中成长，能使孩子的个性得到充分发展，也容易产生发挥自身潜能的动力，在学习上表现出的主动性也较强。

（2）绝对权威型。

绝对权威型婴幼儿家长通常给予婴幼儿很少关爱且最大限制。父母往往按照一套硬性的规范控制孩子的行为，强调权威，要求婴幼儿绝对服从和尊崇。在进行家庭教育时，父母往往订立明确的规则标准，要求孩子遵照执行，会过分严厉地对待孩子，全然不考虑孩子的意志，不尊重孩子的意见和想法。这种方式教养的孩子往往会有恐惧心理，缺乏自信心，变得怯懦、不诚实，大多缺乏主动性，容易胆小、抑郁、不善与人交往。

（3）娇惯溺爱型。

娇惯溺爱型婴幼儿家长通常对婴幼儿的接纳程度很高，将感情、物质无限制地给予婴幼儿，迁就婴幼儿，很少进行限制，具有过度保护的倾向。在进行家庭教育时，对婴幼儿过分宠爱，以婴幼儿为“中心”，无原则地满足婴幼儿的一切要求。

视野拓展

溺爱孩子的危害

爱孩子是件好事，但是过度的爱很可能会变成溺爱，溺爱是一种家长对子女畸形的爱，也是一种失去理智、直接影响儿童身心健康发展的爱。那会给孩子带来什么样的危害呢？

1. 自我中心化倾向

有的父母认为自己已把所有的爱给了孩子，孩子已得到爱的满足，无须与同伴交往；有的父母爱子心切，当孩子在与同伴交往中受委屈时，不分青红皂白，马上上前保护而不去了解原因。长此以往，所教育出来的孩子只追求自我感知的满足，与人交往缺乏真诚，极少考虑他人感受，不会明辨是非，缺乏责任感。

2. 失去独立自主能力

有调查指出，溺爱型家庭的婴幼儿比严厉型家庭和民主型家庭的婴幼儿更易发生感统失调。因为照顾者（父母、祖父母或外祖父母）过分溺爱保护，总是怕孩子受伤、受欺负，长期搂抱式保护，剥夺了孩子能够独立自主的机会，长期下来孩子就失去了独立自主的能力。

3. 耐挫能力差

无论孩子有何要求，家长就马上满足孩子，这样会令孩子觉得任何事物都是很容易就可以得到的，缺乏为生活奋斗的体验。加上有的家长误以为只要给孩子创造最好的条件，花数万元进好学校，就能成才。长期的纵容导致孩子耐挫能力差。一点点生活中的小事即引起较大的波动，稍有点挫折便丧失生活的勇气和完善发展自己的愿望。

4. 形成不良习惯

有些家长过分宠爱孩子，由着孩子的性子，惯着孩子，只要孩子喜欢的都随他去。例如：吃饭时候，孩子不吃饭，用零食代餐，家长也不多加阻止，总是惯着他。长期的纵容导致孩子不良习惯的形成。

5. 不利学校教育的正常进行

因为溺爱而形成品德缺陷的孩子进入托幼机构后，由于不能像在家里那样任性和为所欲为，会经常受到老师的批评，于是转向寻求父母的帮助。溺爱型家长一般很反感别人的批评，并不断为自己的溺爱行为寻找更多的借口以求得心理平衡，使教师的说服教育工作很难奏效。长此以往，对孩子的成长、性格形成是百害而无一利的。

溺爱型父母一般很少向婴幼儿提出要求或施加控制，对婴幼儿的爱缺乏理智和分寸。这一类型的父母对婴幼儿怀有过多的期望与爱，为孩子提供无微不至的帮助和保护，却忘记了孩子社会化的任务。这样的教养方式会导致婴幼儿的行为和性格发生扭曲，使婴幼儿容易形成较强的冲动性和攻击性的心理行为，缺乏独立性和责任感，形成一系列不适合社会要求的行为习惯和性格特征。

（4）忽视冷漠型。

忽视冷漠型婴幼儿家长通常给予婴幼儿很少的关爱并较少进行限制，具有放纵的意味。在进行家庭教育时，对婴幼儿缺乏关心，鲜有干预婴幼儿的言行，无视婴幼儿的情况和需要，对婴幼儿的优点和缺点均不予关注。

忽视冷漠型父母认同“树大自然直”的观念，对婴幼儿既缺乏爱的情感和积极反应，又缺少行为的要求和控制，亲子间交流甚少。这种现象多存在于工作繁忙、交际应酬多、业余时间少的父母，他们很少与婴幼儿交流沟通，忽视婴幼儿的内心世界和需要。这种教养方式下的婴幼儿容易形成较强的冲动性、攻击性和不顺从、目中无人、自以为是的心理，这使他们在青少年时期很容易产生不良行为问题。

二、婴幼儿家庭健康专业管理的途径与方法

幼儿家庭健康专业管理通常是指由家庭医生根据婴幼儿的健康需要，进行个性化、有针对性的分析研判，针对存在的健康危险因素，制定健康干预方案，并根据婴幼儿的身体状况进行分类管理服务。

婴幼儿家庭健康服务内容主要包括以下四个方面内容：

（一）全面掌握婴幼儿健康信息

家庭医生通过居民健康档案信息系统，全面掌握管辖区域内婴幼儿的基本信息、健康体检、健康管理记录和其他医疗卫生服务情况，与社区居委会、派出所等相关部门进行联系和沟通，掌握辖区内婴幼儿健康信息动态，这是做好婴幼儿健康管理的基础。

（二）提供防治一体化门诊服务

家庭医生引导签约婴幼儿到专业工作站进行首诊，为他们提供常见病和多发病诊疗、健康生活行为指导及慢性病管理的“防治一体”预约门诊。根据病情需要，家庭医生可以通过工作站的转诊平台实施分诊和逐级转诊，及时跟踪诊疗情况，并对转诊回社区的签约婴幼儿落实出院随访和后续服务。

（三）开展健康体检工作

家庭医生根据街道（镇）提供的体检名册做好体检安排，通过预约方式引导常住地婴幼儿进行免费体检工作，并将体检结果及时录入居民健康档案系统，实行动态管理，完成婴幼儿体检分析与评估报告，将已确诊的各种慢性病患儿纳入相应的慢性病患者健康管理。

（四）提供居家健康指导

家庭医生定期上门访视、提供相应的健康服务。

视野拓展

家庭医生制度

家庭医生制度是指具备担任家庭医生条件的全科医生（家庭医师）与签约家庭建立一种长期、稳定的服务关系，以便对签约家庭的健康进行全过程维护的服务制度。

家庭医生制度可促使家庭医生成为家庭的健康朋友，不仅单纯治疗家庭成员的

第二节　托幼机构婴幼儿健康管理

一、托幼机构环境与保教活动对婴幼儿健康的影响

托幼机构是教育培养婴幼儿的主要场所，其环境状况和保教活动对婴幼儿的健康成长有着重要影响。

（一）托幼机构环境对婴幼儿健康的影响

1. 托幼机构的外部环境

充分的活动空间和完好的设施设备是保障婴幼儿安全健康成长的前提。托幼机构应合理配置攀爬、平衡等游乐设施，以促进婴幼儿动作技能和身体素质的发展；合理控制游乐设施的投放数量，并优化游乐设施区域的布局，以增加婴幼儿在此区域的身体活动水平；规划充足的球场等开放空间，以支持婴幼儿参加丰富的、不同类型的集体活动。

托幼机构的外部环境应能激发婴幼儿充分自主地活动，促进婴幼儿发展；应符合婴幼儿年龄特点和发展需要，富有童趣，促使婴幼儿通过与环境的相互作用，不断产生积极的情绪和行为。此外，托幼机构应具备良好的卫生条件，各班应配有独立的卫生间、洗手间、活动室与休息室。托幼机构还应加强校园、活动室等公共场所环境卫生的清洁和管理，清洁舒适的环境才能确保婴幼儿的健康和安全。

2. 托幼机构的人文环境

托幼机构应为婴幼儿提供宽松的、民主的、关爱的活动，以及有利于婴幼儿心理健康发展的人文环境，使婴幼儿生活在积极、愉快、健康向上的氛围当中。

（1）托幼机构通过设置各种宣传栏和张贴海报来宣传体育活动的益处，鼓励婴幼儿们积极参加体育活动；

（2）托幼机构的教师应具备较高的健康方面的知识和素养，积极组织婴幼儿开展健康活动，为婴幼儿做出表率；

（3）努力创建成人与婴幼儿之间平等、民主、宽容、支持的精神环境，使婴幼儿在托幼机构里感受到心理上的安全和自由，感受到师生及同伴之间的关爱、重视、接纳和理解，并因此能够大胆主动地表达自己的需求和见解，乐于按自己的方式进行尝试和表现；

（4）托幼机构还应为保教人员提供相应的课程指导和培训计划，积极提升其健康素养。

（二）托幼机构保教活动对婴幼儿健康的影响

托幼机构应坚持保教结合的工作原则。首先，应体现保中有教，保育不仅应保护

婴幼儿不受伤害，而且要培养婴幼儿积极的态度和良好的行为，对婴幼儿进行健康教育，让他们认识到健康的重要性，并学会保护身体的简单措施。其次，应体现教中有保，教育不仅应支持婴幼儿获取有益的经验，积极开发婴幼儿的潜能，而且要引导促进婴幼儿生理和心理健康。

1. 良好的保育促进婴幼儿健康成长

婴幼儿年龄小，抵抗力较差，因此，托幼机构的保育工作是保障婴幼儿生命健康的必要前提。托幼机构应加强晨午检、食品进出关、加工程序、食物及餐具的清洁消毒等工作的检查力度，确保每一个环节的卫生。

视野拓展

儿童饮食安全教育歌

食物中毒在预防，功夫完全在日常。
饭前便后要洗手，卫生习惯要优良。
专人餐具专人用，饭后洗净袋内装。
生吃蔬菜与瓜果，洗净削皮不能忘。
夏天本是高发季，保持警惕别遗忘。
熟食冷荤剩饭菜，海鲜冷拌需提防。
不吃腐烂变质物，不食病死猪牛羊。
饭菜吃前要热透，餐后烧开要贮藏。
生熟食品要分开，生熟工具别混放。
交叉污染手易脏，洗净才可少祸殃。
生猛海鲜要适量，野生动物不轻尝。
把好病从口入关，身体永远保健康。

资料来源：百度文库.（2019-03-17）[2020-01-10]. https://wenku.baidu.com/view/a1f15f19f4335a8102d276a20029bd64793e620c.html.

2. 科学的教育促进婴幼儿健康成长

托幼机构应大力培养婴幼儿良好的生活行为习惯，重视激发婴幼儿的兴趣，积极促进婴幼儿思维发育。为此，应加强系统适宜的课程建设，通过生活、运动、游戏、集体教学和工作体验等多样化的活动路径，有计划、分阶段地促进婴幼儿身心健康发展。

二、托幼机构婴幼儿健康管理制度建设

（一）托幼机构婴幼儿健康检查工作流程

具体内容见图 4–1。

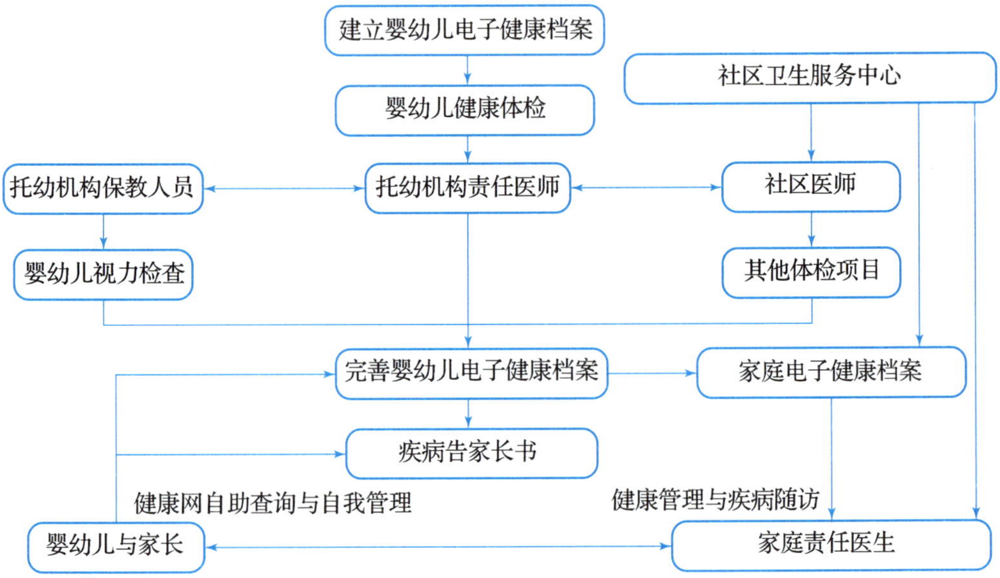

图 4–1　婴幼儿健康检查工作流程

（二）托幼机构婴幼儿疾病管理工作流程

具体内容见图 4–2。

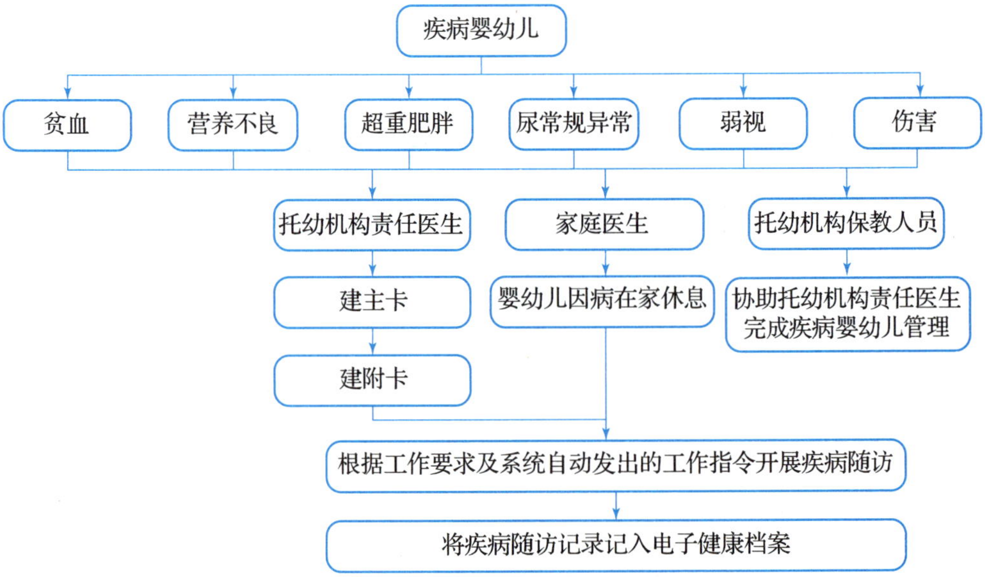

图 4–2　婴幼儿疾病管理工作流程

(三) 计划免疫工作流程

具体内容见图 4–3。

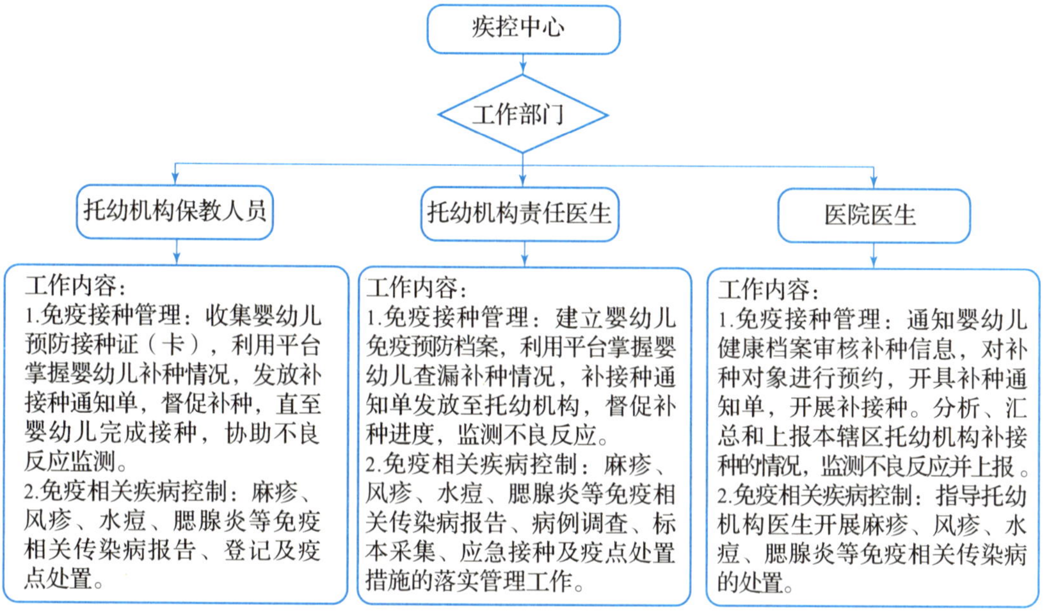

图 4–3　计划免疫工作流程

(四) 托幼机构麻疹、风疹、水痘、流行性腮腺炎工作流程

具体内容见图 4–4。

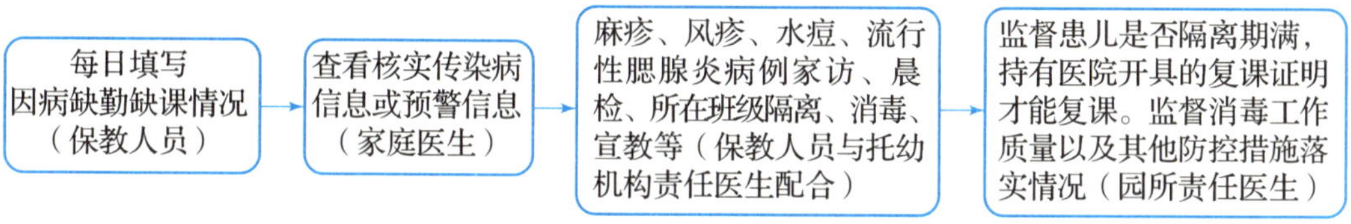

图 4–4　麻疹、风疹、水痘、流行性腮腺炎工作流程

(五) 托幼机构传染病管理流程

具体内容见图 4–5。

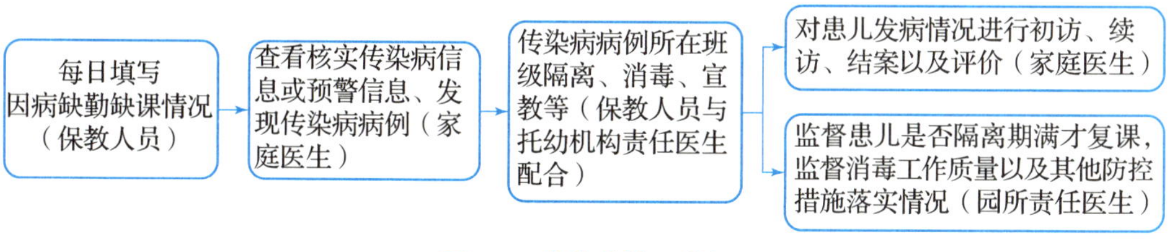

图 4–5　传染病管理流程

（六）托幼机构手足口病管理流程

具体内容见图 4–6。

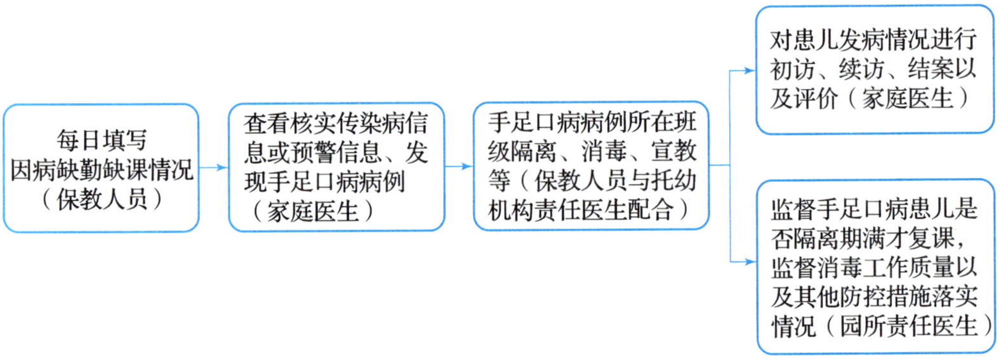

图 4–6　手足口病管理流程

三、托幼机构婴幼儿健康管理途径与方法

（一）建立托幼机构婴幼儿基础档案

（1）建立婴幼儿基础档案库，为婴幼儿卫生工作提供基础信息。

（2）合理利用电子健康档案，落实婴幼儿健康档案，建立“一人一档”。

（二）开展婴幼儿健康和环境危险因素监测

1. 开展婴幼儿健康危险因素监测，掌握危险因素分布情况

（1）严格执行晨检制度，及时消除危险隐患。晨检时，除检查婴幼儿衣着整洁程度、仪表和卫生状况外，重点是将有可能引发婴幼儿人身伤害的各种危险物品（如刀片、打火机等）检查出来，以保障婴幼儿安全。

（2）定期开展安全检查，消除各类安全隐患。每月对游乐设施、水电设施等进行一次全面系统的检查，在安全检查中，各方严格按照规范要求对照，每个环节相关人员应签字确认，通过内部层层落实责任的方式，将安全隐患消灭在萌芽状态；同时，对存在的问题逐一下发通知单，以确保及时整改到位。

2. 加强托幼机构安全监测，建立应急报告制度

建立托幼机构环境监测网络，开展饮用水及室内外环境监测。高度重视并做好及时与真实的报告工作，建立健全“托幼机构—社区—疾控”三级应急报告或网络直报制度。

3. 强化卫生监督管理，保障婴幼儿食品安全

托幼机构在日常工作中应高度重视食品安全，每日积极开展食品安全检查。应检查食材的来源是否正规、是否新鲜卫生，还要对贮存和加工环节进行全程监督，并进行详

细记录，以确保师生入口的食物原材料来源正规、新鲜，烹饪过程卫生、规范。

视野拓展

托幼机构饮食安全注意事项

一、食品采购与保管

1. 食品定点采购，确保进货渠道的合法规范。每学期将供货方的详细信息公示上墙，公开接受家长和领导的监督。

2. 采购的食品必须索取相关检疫合格证明，指定专人验收采购来的食品，检查了解食品台账记录及相关证明是否齐全，检查食品质量、重量，检查完毕后入库。

3. 详细登记每天所购食品的情况，真实反映食品进货渠道等信息，严格食品准入管理。

4. 保健室内备有专用的储藏箱和容器，由专人负责对每天所有餐点进行取样，分别放入专用储藏箱内留存24小时，以备查验。

5. 食品库房始终保持清洁、通风，以防食品毒变、腐烂。

6. 冰柜、冰箱放置食品要生熟分开，贴好标签。

7. 库存食品“小批量采购”，以免变质。

8. 食品保管人员定期检查主副食品的保鲜度，发现问题及时处理。

二、食品加工

1. 所有食品均严格按规定分开放置在相应的水池中洗涤，特别对蔬菜、水果的洗涤作明确规定：先拣、再浸泡、后搓洗，必须有效消除残留的农药。

2. 刀、墩、板、桶、抹布等工具必须有明显的使用标志，做到生熟分开使用，定位存放，保持清洁。

3. 凉菜间必须定时进行空气消毒，凉菜由专人加工操作。

4. 买来的熟食要加热后再吃，加工食品必须做到熟透。

5. 加工人员不得用炒菜的勺子尝味。

6. 盛放食物的容器必须专用并且密封，用前消毒，用后清洗。

7. 食物烹饪好至发放给幼儿前不得超过1个小时。

三、员工岗位要求

1. 饮食经营单位必须成立食品卫生领导小组，食品卫生由专人管理和负责。

2. 工作人员应持有效的健康培训证上岗。

3. 新员工及试用员工必须先体检、培训合格后才能上岗。

4. 工作人员每年体检一次，凡患有传染病者不得参加工作。

5. 工作人员上班时穿整洁的工作衣帽，工作时要戴口罩。如厕时不穿工作服。上班前、如厕后要用肥皂洗手。

6. 个人卫生做到“四勤”：勤洗手、剪指甲；勤洗澡、理发；勤洗衣服和被褥；勤换工作服。女士不染指甲，不戴戒指、耳环，长发放入发帽内。

7. 工作时不做有碍食品卫生的动作，如：抓头发、掏耳朵、打喷嚏、打哈欠。

四、膳食营养

1. 成立伙食管理委员会，管理好婴幼儿膳食，根据婴幼儿年龄特点每周制定并公布适合婴幼儿的食谱。

2. 每月进行营养计算并分析，研究膳食问题，提高膳食质量。

3. 制定合理的进餐时间和次数，婴幼儿进餐提倡定时定量。

4. 遵守开饭时间，不宜提早或推迟，做好餐前准备、餐后管理工作。

5. 保证婴幼儿按需饮水，一天集中饮水六次，根据季节变化酌情调整饮水量。

五、婴幼儿卫生习惯

1. 婴幼儿进食前后必须用肥皂洗手。

2. 将婴幼儿每天所需的餐巾摆放在固定的位置，方便婴幼儿取用，并及时做好消毒工作。

3. 各班做好餐前擦桌子的消毒工作，正确使用消毒液。

4. 加强婴幼儿午餐习惯培养，教育婴幼儿不能挑食，确保合理的营养吸收。

5. 组织好婴幼儿午餐，就餐秩序安静良好，让婴幼儿在规定的时间内吃完。

资料来源：百度文库 .（2020-02-06）［2020-02-10］. https://wenku.baidu.com/view/4359f89d4a35eefdc8d376eeaeaad1f347931111.html.

（三）实施健康促进和随访管理工作

1. 工作形式与管理内容

（1）推进“医教结合”，落实一园一医工作制度：在“医教结合”模式的推动下，托幼机构与医院建立“一校一医”对口挂钩关系，社区医生定期入校进行婴幼儿健康管理。

（2）健康促进与随访管理：在“医教结合”模式的推动下，充分利用婴幼儿健康管理软件平台，对监测中发现的肥胖、超重、营养不良、贫血、低视力、意外伤害、有传染病等疾病的婴幼儿，由园所责任医生为其制订健康处方。通过健康宣教、饮食干预、运动指导、药物处方等方式对疾病婴幼儿进行一对一早期干预，结合环境监测结果给予健康评估，实现疾病零级预防，促进婴幼儿健康水平的整体提升。

2. 随访管理工作

（1）制订随访计划：根据管理疾病的不同性质与特征，以及婴幼儿疾病发展的严重程度，在婴幼儿健康管理软件中自动生成婴幼儿疾病随访计划。

（2）定期入园随访：园所责任医生根据随访计划，入校对疾病婴幼儿进行随访，随访内容包括病史询问、体格检查、内外科检查、健康宣教、行为指导、健康干预等。

（3）开设健康教育课程：结合各时期重点防控疾病类型开设健康教育课程，内容应包含传染病防控、营养与健康、近视预防等专题。通过生动活泼的课程形式，以群体婴幼儿为对象，提升整体婴幼儿卫生知识水平。

（4）针对性健康建议：体检后对发现的疾病婴幼儿以书面形式反馈，园所责任医生应提出健康建议。对于管理范围内的疾病婴幼儿，在随访时以小范围或一对一的形式，对同类疾病婴幼儿进行针对性的健康指导，如饮食调整、运动干预等。

（5）就医指导：当发现婴幼儿存在严重健康隐患或疾病时，应推荐至儿童专科医院进行进一步咨询和诊疗。

（6）社会心理指导：从心理学视角对婴幼儿种种不正确、不健康的理念进行疏导解惑，运用专业知识，通过解释、澄清、忠告、建议等方式，在面对面交流中提高婴幼儿处理问题的能力和社会适应性。

四、托幼机构婴幼儿健康管理考核

（一）婴幼儿健康档案建档工作考核

婴幼儿健康档案建档率应高于 95%，确保婴幼儿健康体检、疾病随访和干预信息及时记录到婴幼儿健康档案中。健康档案维护率应达到 95% 以上，确保档案内信息的延续性、完整性与准确性。

（二）婴幼儿健康体检工作考核

婴幼儿健康体检完成率应达到 98% 以上，体检完成后及时将婴幼儿健康体检信息录入婴幼儿健康体检系统，确保档案的延续性和完整性。

（三）婴幼儿疾病建档与疾病随访管理工作考核

婴幼儿疾病建档率与疾病随访率应达到 100%，建档内容主要包括：因病缺勤、营养不良、贫血、低视力、伤害、肥胖、超重、尿常规异常、有重点传染病等。建立疾病管理档案后及时完成婴幼儿疾病管理与随访工作，婴幼儿疾病规范管理率应达到 90% 以上。

具体考核数据参见表 4–1。

表 4–1　婴幼儿疾病建档率与疾病随访管理要求

指标名称	指标要求
婴幼儿健康档案建档率	≥ 95%
健康档案维护率	≥ 95%
托幼机构满意率	≥ 95%
因病缺课管理率	≥ 90%
健康教育网上互动率	≥ 20%
健康体检完成率	≥ 98%
疾病建档率	100%
疾病随访率	100%

（四）计划免疫工作考核

主要考核指标包括以下内容：

（1）免疫规划疫苗接种率：免疫规划疫苗实际接种数 / 免疫规划疫苗接种数 ×100%。

（2）免疫接种信息建档率：免疫接种信息建档数 / 婴幼儿数 ×100%。

（3）疫情规范管理率：疫情规范管理数 / 疫情数 ×100%。

（五）传染病控制工作考核

主要考核指标包括以下内容：

（1）及时将中国疾病预防控制中心病例信息录入婴幼儿健康管理系统，完成传染病处置过程中的各项工作。

（2）传染病信息录入完成率为 100%。

（3）传染病处置率为 100%。

（六）眼病预防与视力保护工作考核

主要考核指标包括以下内容：

（1）及时开展视力普查并对视力检查正确性进行复核，对疑似沙眼婴幼儿督促复查。

（2）视力普查率 = 视力检查人数 / 应检查人数 ×100%。

（3）视力误差发生率 = 复查婴幼儿视力误差二档以上眼数 / 复查婴幼儿视力眼数 ×100%。

（4）沙眼普查率 = 沙眼检查人数 / 沙眼应检查人数 ×100%。

（5）沙眼患病率 = 患沙眼人数 / 受检人数 ×100%。

（6）沙眼复查率 = 沙眼复查人数 / 查出沙眼人数 ×100%。

（7）沙眼治疗率 = 沙眼治疗人数 / 查出沙眼人数 ×100%。

第三节 社区婴幼儿健康管理

关于社区一词，我国著名社会学家费孝通认为，是指若干社会群体（家庭、氏族）或社会组织（机关、团体）聚集在某一地域里所形成的一个生活上相互关联的大集体。世界卫生组织对社区的定义是：社区是由共同地域、价值或利益体系所决定的社会群体，其成员之间相互认识、相互沟通及影响，在一定的社会结构及范围内产生及表现其社会规范、社会利益、价值观念及社会体系，并完成其功能。社区卫生服务是社区建设的重要组成部分，包括社区医疗服务和基本公共卫生服务。我国 2017 年颁布的《国家基本公共卫生服务规范》规定提供基本公共卫生服务主体是乡镇卫生院、村卫生室和社区卫生服务中心（站）等城乡基层医疗卫生机构，0 ～ 6 岁儿童是其重点服务对象，《国家基本公共卫生服务规范》中“预防接种服务规范”和“0 ～ 6 岁儿童健康管理服务规范”两个模块还规定了社区婴幼儿健康管理的具体措施。

国家基本公共卫生服务规范（第三版）

一、社区婴幼儿保健的重要意义

社区卫生服务网络以社区卫生服务中心为主体，社区卫生服务站为其第一级接触点，两者共同组成社区卫生服务的网底。社区婴幼儿保健是社区卫生服务的重要组成部分。

社区以家庭为基本单位，而占全国人口 1/3 的婴幼儿是家庭中的重要成员，他们的身心健康关系家庭乃至社会的稳定、全民素质的提高。婴幼儿卫生工作正在从传统的生物医学模式向现代的生物 – 心理 – 社会医学模式转变，尤其是大城市婴幼儿保健服务的需求发生了显著的变化，人们迫切需要良好而全面的保健服务。社区婴幼儿保健的开展为婴幼儿保健工作的提升提供了坚实的平台。

（1）开展社区婴幼儿保健是实现“人人享有卫生保健”的一个有效策略。

社区婴幼儿保健是初级卫生保健的重要内容，它以社区全体婴幼儿为服务对象，提供系统服务，包括新生儿访视、婴幼儿系统管理、健康检查及生长监测、合理喂养指导、早期教育指导及计划免疫接种等。通过社区卫生服务的网络，能够有效地将这些服务内容推广到每个适龄婴幼儿，且对每个家庭不会造成明显的经济负担和社会负担。

（2）社区婴幼儿保健是实现 WHO 婴幼儿保健目标的重要手段。

WHO 提出婴幼儿保健的目标为：

1）在健康的环境下成长，有爱和安全感。

2）能得到足够的营养。

3）接受适当的健康管理及健全的生活方式的指导。

4）能得到合理有效的卫生保健护理。

社区婴幼儿保健的重点是通过健康教育、咨询、预防接种及婴幼儿生长发育筛查等措施，促进婴幼儿生长发育及正常人格的形成，增强婴幼儿体质，降低婴幼儿死亡率，减少婴幼儿常见病及多发病的患病率，提高婴幼儿的总体健康水平。

（3）社区婴幼儿保健是合理利用卫生资源的有效措施。

社区婴幼儿保健以婴幼儿的健康为中心，提供一揽子服务，各项服务可以在一次服务过程中同时完成。如在对婴幼儿进行生长监测和健康检查的同时，为其提供喂养指导和早期教育指导，这样就可以在投入较少的情况下产生相对高的效益。

（4）社区婴幼儿保健是改变卫生服务模式的可靠途径。

社区婴幼儿保健倡导以健康为中心的服务理念，服务内容为向健康的婴幼儿提供咨询和健康指导，从而促进婴幼儿的健康发育，预防疾病的发生。

二、社区婴幼儿保健的原则

社区婴幼儿保健的目的是满足社区整个婴幼儿群体的健康要求。国际上对婴幼儿保健工作提出了经济性、效率性、有效性的原则，社区婴幼儿保健还需要坚持以下四项原则：

（一）社区参与原则

社区婴幼儿保健与二、三级医疗机构医疗的最本质区别，也是社区儿童保健的精髓，即社区参与性，让社区成员来发现并确定自己在卫生保健上的问题。社区成员对自身的需求和特点最了解，同时社区婴幼儿保健工作的有效开展和他们的自身利益息息相关，可以有效地调动社区参与的积极性，从而可以解决过去单靠卫生系统解决不了的问题。

（二）以健康为中心提供一揽子服务原则

社区婴幼儿保健工作围绕婴幼儿健康展开，工作的内容应包括促进婴幼儿健康成长的一系列服务。除了传统医学模式所涉及的疾病的治疗和预防外，还应包括保护和促进婴幼儿健康的举措，并且要以后者作为工作的重心。促进婴幼儿的健康成长，除了关心婴幼儿的体格生长、监测生长发育并提供营养指导外，还应关注婴幼儿的智能发育和心理行为发育。

（三）公平原则

“人人享有卫生保健”是社区婴幼儿保健的最终目标，体现了保健的社会公平性，每个婴幼儿都享有保健的权利。为实现这个目标，提供社区婴幼儿保健时应保证覆盖面广、获取方便、服务费用不高。

（四）低投入、高产出原则

我国有近 2 亿婴幼儿，随着二孩、三孩政策的相继实施，这个数字会越来越大，而经济的发展尚未达到发达国家水平。要想达到婴幼儿保健工作的广覆盖和有效推广，实现“人人享有卫生保健”的目标，必须根据社会发展水平和人民生活水平来提供相适应的婴幼儿保健服务，降低服务成本。提高婴幼儿健康水平，加强疾病的预防，是降低医疗成本的一个有效途径。

三、社区婴幼儿健康管理制度建设

社区幼儿健康管理制度由原国家卫生健康委员会制定，主要面向 0 ～ 6 岁婴幼儿。根据《国家基本公共卫生服务规范》，由乡镇卫生院、村卫生室和社区卫生服务中心（站）等基层医疗卫生机构为 0 ～ 6 岁婴幼儿提供免费的基本公共卫生服务。主要内容包括以下几个方面。

（一）建立健康档案

辖区婴幼儿到乡镇卫生院、村卫生室、社区卫生服务中心（站）接受服务时，由医务人员负责为其建立居民健康档案，并根据其主要的健康问题和服务提供情况填写相应记录，同时为服务对象填写并发放居民健康档案信息卡。健康档案内容包括健康体检、0 ～ 6 岁婴幼儿健康管理记录和其他医疗卫生服务记录。

（二）健康教育服务

宣传普及《中国公民健康素养——基本知识与技能（2015 版）》中母婴保健、幼儿保健相关内容，对 0 ～ 6 岁婴幼儿家长进行健康教育。

（三）建立预防接种证和预防接种卡

基层医疗卫生机构及时为辖区内所有居住满 3 个月的 0 ～ 6 岁婴幼儿建立预防接种证和预防接种卡（簿）等婴幼儿预防接种档案。采取预约、通知单、电话、手机短信、网络、广播通知等适宜方式，通知婴幼儿监护人，告知接种疫苗的种类、时间、地点和相关要求。完善接种前、接种时和接种后的工作，并对疑似预防接种异常反应进行处理。

（四）0 ～ 6 岁婴幼儿健康管理服务

为不同年龄段的婴幼儿提供相应健康管理服务，具体包括新生儿家庭访视、新生儿满月管理、婴幼儿健康管理和学龄前幼儿健康管理。新生儿家庭访视服务内容包括询问一般情况、预防接种和先天性疾病筛查情况；观察家居环境、进行体格检查等；指导新生儿护理和母乳喂养。新生儿满月管理、婴幼儿健康管理和学龄前幼儿健康管理服务内容包括询问发育和患病情况；体格检查和生长发育评估；健康指导（包括科学喂养、合理膳食、生长发育、疾病预防、预防伤害和口腔保健等）。

四、社区婴幼儿健康服务基本职责

保教除了学校 / 托幼机构中的保教、家庭中的保教，还有一个重要组成部分，即社会 / 社区中的保教。创造良好的社区环境，开展丰富的社区保教活动，特别是做好社区婴幼儿健康管理服务，对提升整个社会的婴幼儿健康水平具有重要意义。

（一）维持婴幼儿正常生长发育水平

通过监测婴幼儿体重、身高 / 身长、头围，结合儿童生长发育评价标准和儿童生长曲线，判断儿童生长发育情况。对生长发育过快、过慢的儿童及时采取早期干预措施，维持其正常发育水平。

知识链接

儿童生长曲线

儿童生长曲线由世界卫生组织绘制，包括年龄别体重曲线、年龄别身高 / 身长曲线、身高 / 身长别体重曲线等，用于辅助评价儿童生长发育情况及营养状况。

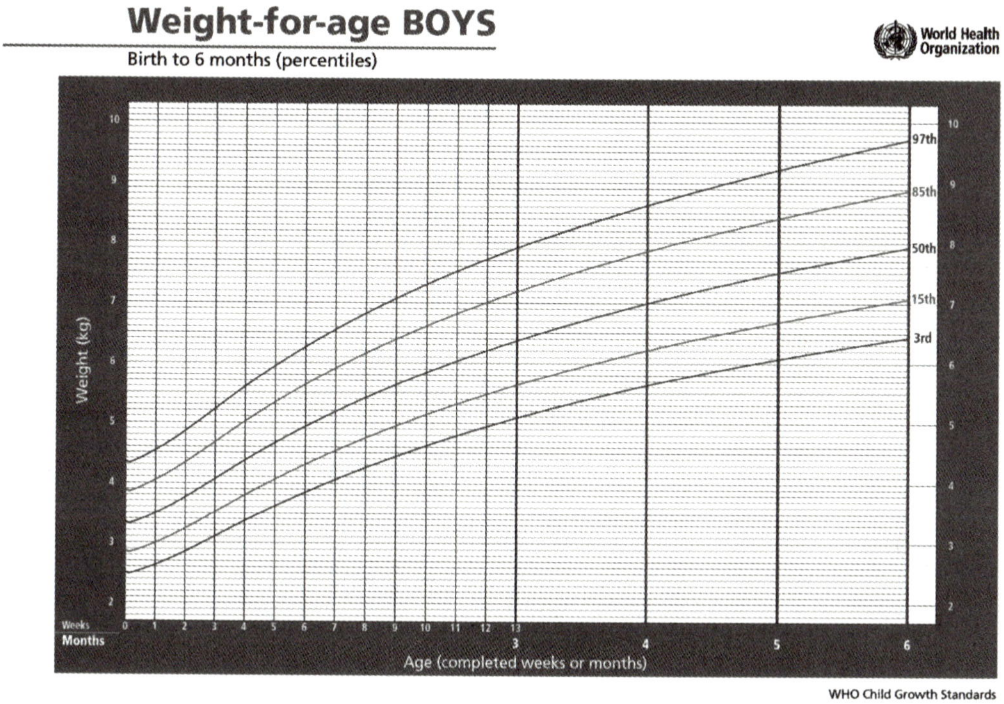

0～6 月男婴年龄别体重曲线

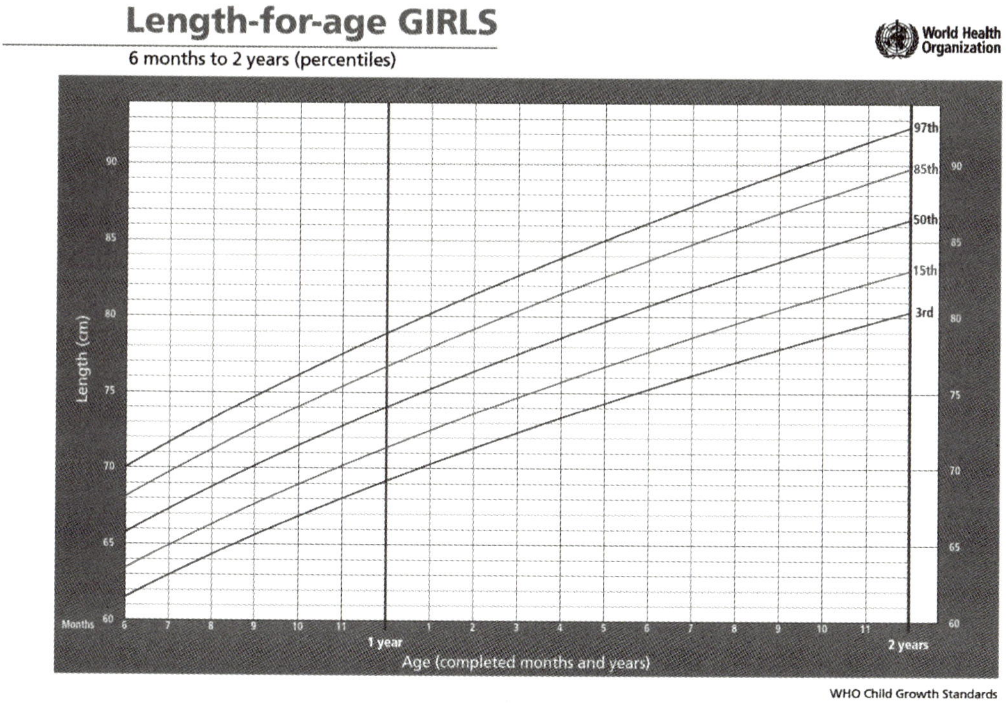

6 月～2 岁女童年龄别身长曲线

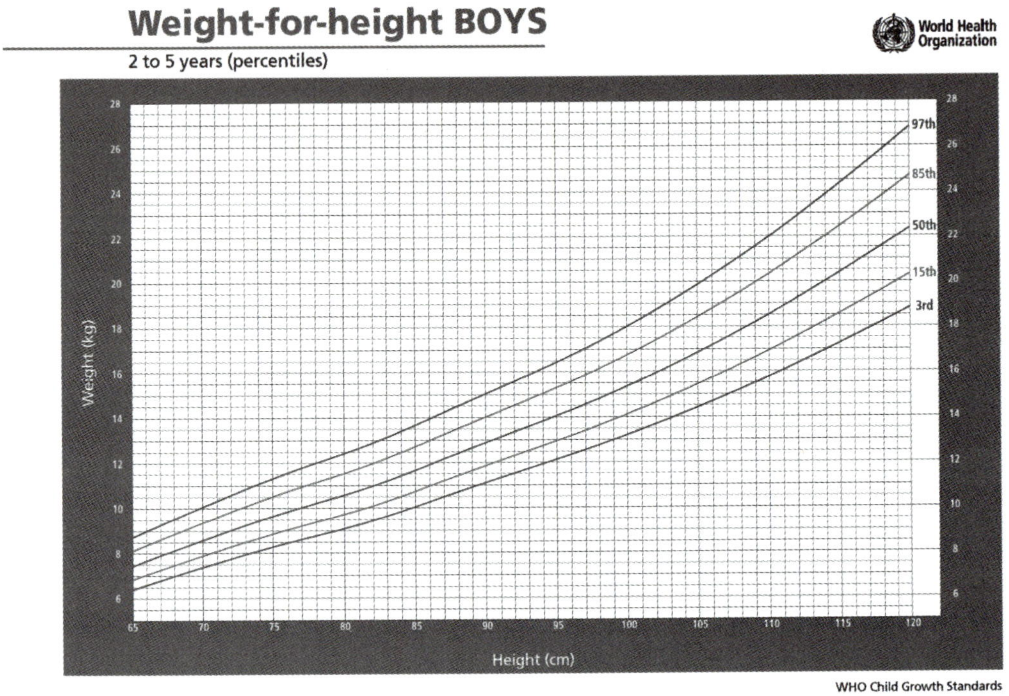

2～5 岁男童身高 / 身长别体重曲线

（二）保障婴幼儿获取足够的营养

通过询问、观察婴幼儿喂养及膳食情况，对家长进行科学喂养、合理膳食指导，保障婴幼儿获取足够的营养。

（三）提升婴幼儿免疫力

预防接种是提升婴幼儿免疫力、预防传染病最有效的办法，应依据国家免疫规划疫苗儿童免疫程序表（见表 4–2），及时对各年龄段儿童接种相应疫苗。

（四）筛查婴幼儿常见疾病

通过体格检查、心理行为发育评估、血常规（或血红蛋白）检测、听力筛查、视力筛查等，早期发现婴幼儿可能存在的诸如营养不良、单纯性肥胖、贫血、口腔发育异常、龋齿、听力异常、视力异常等疾病并进行及时干预治疗。

五、社区婴幼儿健康管理的途径与方法

乡镇卫生院、村卫生室和社区卫生服务中心（站）等基层医疗卫生机构应根据《国家基本公共卫生服务规范》为辖区 0～6 岁儿童提供免费、自愿的基本公共卫生服务。在实施服

表 4-2 国家免疫规划疫苗儿童免疫程序表（2016 年版）

疫苗种类	接种途径	剂量	英文缩写	接种年龄														
				出生时	1月	2月	3月	4月	5月	6月	8月	9月	18月	2岁	3岁	4岁	5岁	6岁
乙肝疫苗	肌内注射	10 或 20μg	HepB	1	2					3								
卡介苗	皮内注射	0.1ml	BCG	1														
脊灰灭活疫苗	肌内注射	0.5ml	IPV			1	2											
脊灰减毒活疫苗	口服	1 粒或 2 滴	bOPV					3								4		
百白破疫苗	肌内注射	0.5ml	DTaP				1	2	3				4					
白破疫苗	肌内注射	0.5ml	DT															5
麻腮风疫苗	皮下注射	0.5ml	MMR								1		2					
乙脑减毒活疫苗	皮下注射	0.5ml	JE-L								1			2				
乙脑灭活疫苗	肌内注射	0.5ml .	JE-I								1、2			3				4
A 群流脑多糖疫苗	皮下注射	0.5ml	MPSV-A							1		2						
A 群 C 群流脑多糖疫苗	皮下注射	0.5ml	MPSV-AC												3			4
甲肝减毒活疫苗	皮下注射	0.5 或 1.0ml	HepA-L										1					
甲肝灭活疫苗	肌内注射	0.5ml	HepA-I										1	2				

注：1. 选择乙脑减毒活疫苗接种时，采用两剂次接种程序。选择乙脑灭活疫苗接种时，采用四剂次接种程序；乙脑灭活疫苗第 1、2 剂间隔 7 ～ 10 天；

2. 选择甲肝减毒活疫苗接种时，采用一剂次接种程序。选择甲肝灭活疫苗接种时，采用两剂次接种程序。

务项目过程中，应结合全科医生制度建设、分级诊疗制度和家庭医生签约服务等工作，不断改进和完善服务模式，积极采取签约服务的方式为 0 ～ 6 岁儿童提供基本公共卫生服务。

基层医疗卫生机构进行健康教育服务时，应积极向 0 ～ 6 岁儿童家长提供健康教育资料（印刷资料、音像资料等），在社区合适场地设置健康教育宣传栏，定期开展公众健康咨询活动、举办健康知识讲座、开展个体化健康教育活动。

基层医疗卫生机构应通过妇幼卫生网络、预防接种系统以及日常医疗卫生服务等多种途径掌握辖区内的适龄儿童数，并加强与托幼机构的联系，共同做好儿童的健康管理。与此同时，要加强宣传工作，向儿童监护人告知服务内容，使更多的儿童家长愿意接受服务。医务人员应在新生儿出生 1 周内到新生儿家中开展新生儿家庭访视，此后在 1、3、6、8、12、18、24、30、36 月龄时，分别在乡镇卫生院、社区卫生服务中心（站）进行随访。对学龄前儿童，每年至少提供一次健康管理服务。

在婴幼儿每次接受免疫规划范围内的预防接种时，应同时对其进行体重、身长（高）测量，并提供健康指导服务。每次服务后及时记录相关信息，并纳入婴幼儿健康档案。

六、社区婴幼儿健康管理工作考核

为了提高社区婴幼儿健康管理服务水平，应切实加强社区婴幼儿健康管理工作考核。

（1）婴幼儿健康档案建档率，计算公式为：婴幼儿健康档案建档率 = 建档婴幼儿数 / 辖区内常住婴幼儿数 ×100%。

（2）发放健康教育印刷资料的数量，播放健康教育音像资料的种类、次数和时间，健康教育宣传栏设置和内容更新的频次。

（3）预防接种证建证率和特定疫苗接种率，计算公式为：建证率 = 年度辖区内已建立预防接种证人数 / 年度辖区内应建立预防接种证人数 ×100%，特定疫苗接种率 = 年度辖区内某种疫苗实际接种人数 / 年度辖区内某种疫苗应接种人数 ×100%。

（4）新生儿访视率和儿童健康管理率，计算公式为：新生儿访视率 = 年度辖区内按照规范要求接受 1 次及以上访视的新生儿人数 / 年度辖区内活产数 ×100%，儿童健康管理率 = 年度辖区内接受 1 次及以上随访的 0 ～ 6 岁儿童数 / 年度辖区内 0 ～ 6 岁儿童数 ×100%。

第四节　家庭、园所与社区对婴幼儿健康的协同管理

婴幼儿是家庭的一员，是托幼机构的一员，也是所处社区的一员。在家庭中，主要

由婴幼儿的监护人保障婴幼儿健康；在托幼机构中，主要由保教工作人员对婴幼儿开展健康教育活动；在社区中，主要由基层医疗卫生机构工作人员对婴幼儿实施健康管理。三者虽在时间、空间上有相对的分隔，但实践当中又经常互相交织在一起。例如学前教育中经常强调的“家园共育”，就是希望幼儿在园所接受的健康教育活动能够在幼儿回家后有所延伸，而幼儿在家庭中与健康相关的生活经验，也往往是园所开展健康教育活动的基础。又如家庭健康管理中家庭医生的签约，需要由社区中的基层医疗卫生机构派出具备家庭医生条件的全科医生与所负责家庭对接。打破家庭、园所、社区的时空限制，实现婴幼儿在家庭、园所、社区中“三位一体”的健康管理，对进一步促进婴幼儿身心发展、保障婴幼儿健康有重要的意义。

一、婴幼儿健康协同管理的基本内容

（一）科学、有计划又不乏趣味地让婴幼儿习得健康知识，提升整体婴幼儿健康水平

社区中的医疗卫生工作者拥有相对专业的婴幼儿健康相关知识，其服务对象除了婴幼儿外，还包括园所保教人员、婴幼儿父母或其他监护人，例如对家长进行婴幼儿喂养指导。家长或保教人员在接受医疗卫生工作者指导后，要设法将其中的健康知识传递给婴幼儿并使之内化，使婴幼儿主动形成良好、健康的习惯，及时改正对健康不利的行为。这往往是具有幼教专业背景的园所保教人员所擅长的。例如某时间某地区有手足口病疫情，该地区社区卫生服务中心会对所辐射小区、托幼机构发放手足口病预防知识手册或开设展板，但这些小册子或展板的目标人群多为婴幼儿家长。为发挥婴幼儿的主观能动性，积极主动预防手足口病，园所保教人员可在科学认识手足口病的基础上，以游戏为基本活动，设计围绕预防手足口病的一系列健康教育活动，寓教于乐，让婴幼儿在欢声笑语中学会预防传染病的生活常识和技能（如关注手卫生、正确洗手等）。

（二）促使婴幼儿养成健康的生活习惯，使之终身获益

婴幼儿在家庭里的作息往往具有更大的随意性，特别是娇惯溺爱型或忽视冷漠型教养方式下的婴幼儿，更容易养成熬夜、赖床、拒食、偏食、挑食、滥用电子产品、久坐不动、邋遢等不良生活习惯。家庭健康管理有时也会因家长缺乏科学的认知和足够的重视，或家长本身习惯不良、未能树立良好榜样等而得不到很好的实施。而在托幼机构，因为是集体生活，婴幼儿角色发生了改变，不再是唯一的焦点，这就要求婴幼儿遵循托幼机构规章制度，按时就餐、就寝等，并积极参加集体活动，增强自我服务能力。保教人员在发现婴幼儿有不良习惯后，也会与家长沟通，同家长一起设法纠正，实现家园共育。尽早养成健康的生活习惯，其意义是深远甚至终身的，例如可显著降低成年后心脑血管相关疾病、代谢

相关疾病等的发病率。社区应推广建设“儿童之家”等公共活动场所，并定期组织开展丰富多彩的文体活动，重点支持相关家庭婴幼儿之间建立同伴互动关系，促进其社会性发展。

（三）维持婴幼儿正常心理发育，实现真正意义上的健康

《世界卫生组织宪章》明确规定，健康是指身体、心理和社会适应的健全状态，不只是没有疾病或虚弱现象。因此在看待婴幼儿健康问题上，应当对婴幼儿神经心理发育给予等同于对其体格生长的重视。有些特殊的婴幼儿神经心理异常，例如自闭症谱系障碍发生时间较早，家长很难第一时间发现，这就有赖于医疗卫生机构工作人员或经培训过的托幼机构工作人员进行筛查鉴别，早期识别并进行干预，以取得较好治疗效果。此外，和谐美满的家庭本身就是很好的婴幼儿家庭健康管理范本，对婴幼儿神经心理发育有正向促进作用，能帮助婴幼儿形成乐观、自信、勇敢、独立、无私的美德。相反，一个孩子不论能在多好的托幼机构接受教育，能享受多好的社区医疗卫生服务，但身处破碎的家庭，也容易出现抑郁、激进、自私等不良品质。具体到托幼机构、家庭与社区管理方面，三者应加强密切合作，各自积极发挥自身的职责，高度重视相互之间的配合，共同为婴幼儿建设一个线上与线下结合的健康服务与管理网络，特别是要加强沟通，持续改进社会生态环境，在促进婴幼儿社会性发展方面有更多作为。

知识链接

自闭症

自闭症一般指孤独症谱系障碍，是以孤独症为代表的一组异质性疾病的总称。孤独症的临床特征主要表现为不同程度的社会交往障碍、语言障碍、兴趣狭窄及刻板行为方式。在过去半个多世纪，疾病的概念、诊断和分类方面发生了很大的变化，尤其是近十年，相关进展迅速，对病因学、治疗和预后的认识也发生了重大变化，不过病因至今尚不明确，也没有特效药物治疗，不过早期筛查、早期干预效果较好，主要采用综合性教育和行为训练，使症状得到不同程度的改善。

二、婴幼儿健康协同管理的途径与方法

（一）开放办学，实现园所与家庭、社区协同的健康管理

美国著名哲学家、教育家杜威提出：“教育即生活，学校即社会。”在此基础上，我

国著名教育家陶行知提出："生活即教育，社会即学校。"园所中保教人员开展的健康教育活动应该源于婴幼儿在家庭生活、社区生活中的经验，同时又能在婴幼儿回到家里、进入社区时有丰富的延伸。开放办学的理念如今在绝大多数托幼机构都有所体现，其中就包含了婴幼儿健康协同管理的思想。例如托幼机构定期举办的开放日活动中，邀请婴幼儿家长前往托幼机构共同参与健康教育活动，能够很好地让健康管理活动内容延伸至婴幼儿家里，同时实现托幼机构保教婴幼儿和指导家长的双重任务。园所还应充分利用婴幼儿家庭资源和社区资源，实现更具科学性和扩展性的健康教育活动。例如，邀请婴幼儿家长中健康领域工作者或社区医疗卫生机构工作人员走进园所开展健康领域活动，或组织婴幼儿走出园所，到社区中亲历健康领域活动。

（二）建设信息平台，实现婴幼儿健康数据共享

家庭、托幼机构、社区三者对婴幼儿健康高效的协同管理，有赖于婴幼儿健康数据在家长、保教人员和医疗卫生工作者之间流动的畅通。因此，需要开发建设安全、便捷的信息平台，记录家庭、园所、社区医疗卫生机构监测的婴幼儿健康数据，同时各方人员能够较便利地通过各自终端访问数据库，提取针对健康数据的结论和建议。目前很多托幼机构和社区医疗卫生机构的婴幼儿健康信息平台已有较畅通的链接，面向家长的信息平台，如网页或手机应用终端，也在开发和建设中。

视野拓展

卫健委：建立儿童健康服务网络

2019 年 11 月，由国家健康委员会和联合国儿童基金会联合举办的"儿童早期发展国际研讨会"在北京召开。国家卫生健康委员会党组成员余艳红在会上说，国家卫健委通过多年的实践和探索，建立了以基层医疗卫生机构、妇幼保健机构、儿童专科医疗机构、综合医院儿科为主的儿童健康服务网络。

余艳红在当天举行的儿童早期发展国际研讨会上说，儿童早期发展服务涉及多个部门，卫生健康服务在促进儿童早期发展中发挥着不可或缺的作用。国家卫健委树立了从孕期开始，以体格、心理、认知、情感和社会适应性等方面为重点，保障和促进儿童全面发展的服务理念，并制定了符合我国实情的儿童早期发展系列服务规范，走出了以保健为中心，保健和临床相结合、个体和群体相结合、中医和西医相结合的具有中国特色的儿童早期发展道路。

据了解，在儿童早期发展工作中，我国还面临着发展状况不均衡、服务不充分等挑战。余艳红说，为全面加强儿童早期发展工作，要积极传播儿童早期发展理念和知识，提高全社会重视程度，同时加强服务机构和人才队伍建设，提高儿童早期发展服务能力。此外还应加强农村儿童早期发展试点工作，探索适合我国国情的儿童早期发展服务模式和内容，促进儿童早期发展均等化。

儿童早期发展是指 0 ～ 8 岁儿童的全面发展，对儿童营养、卫生（健康）、教育、环境和保护等方面开展科学综合干预，以促进儿童潜能发挥，使儿童在生理、心理和社会适应性上达到最佳状态。专家指出，重视儿童早期发展不仅仅让个人受益，影响个体的发展潜力，同时也影响着国家人力资本的竞争力，是促进社会发展、促进社会公平、打破贫困代际传递的重要举措。

资料来源：彭芸 . 卫健委：建立儿童健康服务网络 .（2019-11-27）［2021-04-06］. http://health.people.com.cn/n1/2019/1127/c14739-31476434.html.

（三）完善家庭医生制度，实现家庭和社区协同管理

西方发达国家的家庭医生制度起步早，发展较为完善，有效提升了社会整体健康水平，并大大节省了医疗资源。家庭医生有助于更好地落实分级诊疗制度，使得家长在面对一些婴幼儿常见轻症疾病时，甚至足不出户即可得到专业的诊疗指导，大大节省了排队就医时间。家庭医生还可以就婴幼儿健康生活、饮食习惯对家长进行指导，能有效弥补婴幼儿家庭健康管理的不足，从根源上预防婴幼儿疾病的发生。目前我国家庭医生尚不普及，但已经受到越来越多人的重视。普及家庭医生关键在于壮大社区医疗卫生机构中的全科医生队伍，并广泛宣传家庭医生签约制度。近年来国家对全科医生和家庭医生队伍建设的投入逐年增加，这对落实家庭医生签约制度将有很大的推动作用。

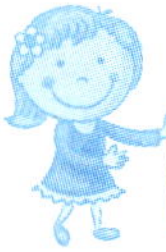

本章小结

本章介绍了婴幼儿健康协同管理的基本知识，主要围绕婴幼儿家庭健康管理，托幼机构婴幼儿健康管理，社区婴幼儿健康管理，以及家庭、托幼机构与社区对婴幼儿健康的协同管理四部分内容进行阐释。重点内容包括：家庭、托幼机构、社区对婴幼儿开展健康管理的途径、方法及评估的基本内容，信息平台建设在婴幼儿健康协同管理中的应

用，以及家庭医生签约制度对婴幼儿健康的促进作用。

同步练习

一、名词解释

婴幼儿健康协同管理　家庭养育方式　家庭医生制度　社区　婴幼儿健康档案建档率

二、简答题

1. 简述家庭教养方式对婴幼儿健康的重要影响。
2. 简述家庭、托幼机构和社区婴幼儿健康管理的途径和方法。
3. 社区婴幼儿健康管理对婴幼儿健康会产生什么样的影响？
4. 婴幼儿健康档案包含哪些内容？
5. 婴幼儿家庭健康评估的注意事项有哪些？
6. 婴幼儿健康协同管理对婴幼儿健康的影响有哪些？

三、思考题

1. 婴幼儿健康协同管理如何体现“开放办学”或“生活即教育，社会即学校”的思想？
2. 为什么我国应大力加强全科医生培养并积极推广家庭医生制度？
3. 家庭医生制度如何弥补婴幼儿家庭及托幼机构健康管理的不足？
4. 0 ～ 6 岁儿童健康管理服务提供者是谁？服务内容有哪些？
5. 基层医疗卫生机构为 0 ～ 6 岁儿童提供健康教育服务和健康管理服务时，可采用哪些方法？
6. 如何加强对托幼机构和社区婴幼儿健康管理工作的科学考核？

四、拓展学习与实践

1. 积极参加托幼机构或社区婴幼儿健康管理系统的实操训练。
2. 请以某托幼机构为例设计一份对婴幼儿进行协调健康管理的方案。

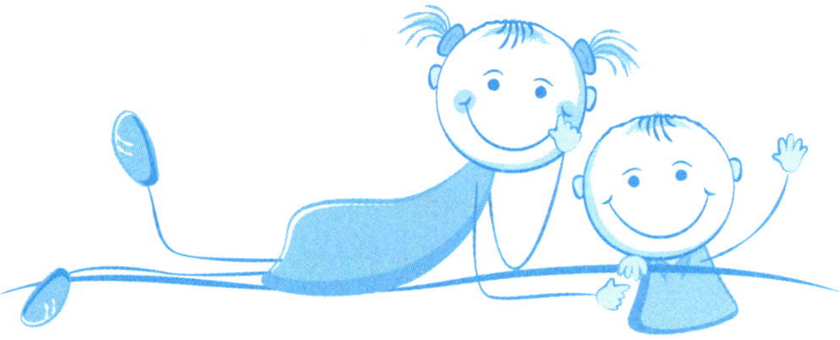

第五章　婴幼儿健康信息管理

学习目标

1. 了解婴幼儿健康信息管理的相关概念。
2. 了解婴幼儿保健项目信息管理的功能。
3. 熟悉婴幼儿健康信息采集的主要来源。
4. 掌握婴幼儿健康信息采集内容及方法。
5. 掌握婴幼儿健康档案建设与管理。

学习重难点

1. 掌握婴幼儿健康信息采集方法。
2. 掌握婴幼儿健康档案建设与管理。

学习方法

1. 自主学习与集体讨论相结合，深入理解婴幼儿健康管理相关基本概念。
2. 积极参加婴幼儿健康管理实训工作，熟练掌握婴幼儿健康信息采集与婴幼儿健康档案建设和管理的基本方法。

教学建议

1. 积极组织案例教学，引导学生理解婴幼儿健康信息管理相关的基本概念。
2. 结合婴幼儿健康管理信息系统，加强学生对园所婴幼儿健康管理途径、方法与流程的认识。

第一节　婴幼儿健康信息采集与应用管理

一、婴幼儿健康信息的概念和主要来源

（一）婴幼儿健康信息的概念

健康信息是信息学的一个分支，是指与人的健康相关的各类信息，包括人口学特征、健康体检、生活行为方式和医疗卫生服务的信息，是与健康管理相关的各种数据、指令和知识的总称。婴幼儿健康信息即是专门针对婴幼儿的健康信息学。

（二）婴幼儿健康信息的主要来源

因为人的疾病问题大多是在接受相关医疗卫生服务的过程中被发现和记录的，所以健康信息主要来源于各类卫生服务记录、健康体检记录以及专项健康调查记录。婴幼儿健康信息的主要来源有以下六部分：

（1）个人基本情况登记表。

（2）出生医学证明、新生儿疾病筛查记录表、新生儿访视记录表、婴幼儿健康体检记录表、体弱儿管理记录、高危儿管理记录表、营养性疾病管理记录表。

（3）疾病控制：婴幼儿预防接种记录表、传染病报告表、结核病患者登记管理记录表、艾滋病防治记录表、血吸虫病患者管理记录表、伤害监测报告卡、农药中毒报告卡、行为危险因素监测报告卡、婴幼儿死亡登记册、婴幼儿死亡报告卡。

（4）疾病管理：糖尿病患者随访表、肿瘤报告与随访表、婴幼儿健康管理随访表。

（5）各医疗机构：门诊病历、住院病历、住院病案首页。

（6）托幼机构：婴幼儿健康检查表，婴幼儿转园健康证明，婴幼儿定期健康检查手册，婴幼儿出勤、晨检及全日健康观察表，婴幼儿体格评价记录，婴幼儿食谱表，婴幼

儿膳食管理记录，卫生消毒记录，婴幼儿伤害和健康教育记录。

二、婴幼儿健康信息的采集内容

婴幼儿健康信息的采集内容包括以下四种：

（1）基础信息：包括社会经济水平、人均收入及消费情况、人口尤其是婴幼儿人口数量构成与动态变化、文化教育及计划生育状况等。

（2）管理信息：国内外不同地区有关婴幼儿的保健事业，包括婴幼儿保健管理，领导体制、决策、计划实施办法等，特别是现代科学管理的理论、方法以及先进地区的管理经验与教训等；此外，还有婴幼儿保健资源（人、财、物、技术等）的筹集、分配、使用情况以及婴幼儿保健系统管理的有关资料等。

（3）保健信息：包括妇女孕期、产期和哺乳期卫生保健资料；新生儿、婴幼儿、学期幼儿、学龄幼儿和青少年的卫生保健信息；优生、优育、优教资料；婴幼儿生活和学习环境的卫生学调查资料；托幼机构卫生保健的有关资料等。

（4）疾病防治信息：不同地区总疾病谱和死亡谱；婴幼儿常见病及多发病的疾病谱与死亡谱；婴幼儿常见病、多发病、出生缺陷的发病率及发病因素；孕产妇及围产儿、婴儿及5岁以下婴幼儿死亡率；不同医疗保健机构幼儿就诊与住院疾病谱，住院治愈率、病死率及对幼儿不同疾病的防治技术和办法的资料等。

视野拓展

某托幼机构卫生保健信息搜集制度

1. 按规定搜集、登记、整理和归档园内的卫生保健工作的情况。发现传染病疫情时，采取及时上报和信息采集措施。

2. 加强对幼儿日常晨检、午检保健资料的登记及统计。

3. 认真按照上级卫生行政部门及业务指导部门要求，建立卫生保健登记、托幼机构档案，按要求及时准确地做好记录与统计。

4. 托幼机构负责人为本机构卫生保健信息搜集第一责任人，卫生保健员为本机构卫生保健信息搜集的具体实施人，负责卫生保健登记与机构档案建立，确保信息及时、完整、准确。

5. 按上级业务指导部门要求及时填报各种卫生报表，并由本单位负责人审阅并签字，盖章后上报。

6. 资料的整理与分析：对机构的卫生保健登记与统计应定期进行整理分析（每年一次），对一次体检资料应有小结。

7. 资料的存储：资料的长期保持有利于进行长期的动态比较与分析，相关卫生保健资料应按要求保存。

资料来源：百度文库 .（2020-01-14）[2020-02-11]. https://wenku.baidu.com/view/c12e0da454270722192e453610661ed9ad51558f.html.

三、婴幼儿健康信息采集方法

（一）文献法

文献法是根据一定的目标和题目，通过调查文献获得资料的一种方法。

1. 文献法的种类

（1）文献根据记载形式，分为以下几种：

1）文字文献：用文字资料记载下来的文献，包括各种公开发行的报刊、书籍和内部发行的档案、日志等。

2）数字文献：以数字来记载历史资料的文献，包括各种统计年鉴、统计报表及其他各种数据表格。

3）图像文献：以图像来记载历史资料的文献，包括电影、电视、图片、绘画、雕塑等。

4）有声文献：用声音来反映或复述历史资料的文献，包括磁带、唱片、光盘等。

（2）文献根据资料来源，可分为第一手文献和第二手文献。

1）第一手文献是指研究者或原作者通过直接观察、实验或亲身经历某一事件后形成的文献。

2）第二手文献是指经过某些中介环节（如通过访问其他观察者、实验者，或通过阅读第一手资料）而获得的文献。

2. 文献法的优缺点

（1）优点：1）可全面、快速了解所研究问题的历史、现状、发展趋势和存在问题，可为课题的研究方案提供重要信息，是信息管理和科学研究的第一步；2）可获得某些无法直接观察的事物或事件的资料，如各国幼儿保健制度与形式、幼儿生长发育的纵向变化特点等；3）简便、快捷，费用较低。

（2）缺点：1）受原作者观点、思维方式或其他因素的影响，文献的编写可能带有

1. 根据调查范围分类

根据调查范围，现场调查可分为普查、抽样调查和典型调查。

（1）普查：又称全面调查，即将组成总体的所有观察单位全部加以调查。普查的优点是可取得总体参数或发现全部病例以进行早期干预治疗，且没有抽样误差；缺点是工作量大、成本高、质量不易控制、系统误差较大。因普查属现况调查（横断面），一般只能获得阳性率或现患率，不能获得发病率。普查也不适用于患病率低且不能简单、准确诊断的疾病。

（2）抽样调查：即从总体中随机抽取一定数量的观察单位组成样本，只对该样本进行调查，再根据其调查结果来估计（统计推断）总体的特征。例如，我国每10年进行1次的幼儿、学生体格发育与体质调研，某地幼儿意外事故抽样调查等。

视野拓展

中国发布第五次全国儿童体格发育调查结果

国际在线消息（记者：潘莹；实习记者：王霖）　中国国家卫生计生委8日召开发布会，介绍第五次全国儿童体格发育调查结果。调查显示，10年来，中国7岁以下各年龄组儿童的体格发育水平进一步提高，平均水平明显超过世界卫生组织颁布的儿童生长标准。但同时，中国儿童营养和健康也面临一些困难和挑战，比如贫困地区农村儿童的体格发育水平仍明显低于城市儿童，流动和留守儿童等弱势儿童群体的营养健康状况亟待改善等。

儿童体格发育反映了儿童营养和健康状况，是衡量一个国家和地区经济社会发展水平的重要标志。开展连续的儿童体格发育调查，可以研究社会发展进程中儿童体格发育的影响因素，以便有针对性地制定政策措施，更好地促进儿童健康成长。

中国于1975年第一次进行这项调查，此后，每隔10年进行一次连续性的调查，到2015年，已经是第五次了。2015年的第五次调查，分22个不同的年龄组，共调查了九市7岁以下健康儿童16万多人，其中城区和郊区农村儿童各占约一半的比例，男女比例也是1比1。

国家卫生计生委妇幼司司长秦耕介绍说，调查结果显示，中国儿童体格发育平均水平明显超过世卫组织标准："2015年我国九市城乡7岁以下各年龄组儿童体格发育平均水平均已明显超过了世界卫生组织颁布的儿童生长标准。其中，城区儿童体重超出 0.1 ～ 1.2kg，身高超出 0.5 ～ 2.1cm。农村儿童体重超出 0.3 ～ 0.9kg，身高超出 0.3 ～ 2.1cm。”

调查结果显示，九市 7 岁以下儿童的体格发育水平较 10 年前均有不同程度的提高。以 5 ～ 5.5 岁年龄组为例，男童体重、身高较 10 年前分别增长 0.99kg、1.7cm；女童体重、身高较 10 年前分别增长 0.89kg 和 1.8cm。

而放到过去 40 年的时间维度里比较，除出生组和 1 个月组外，其他各年龄组身高体重均有明显增长，且男童、女童趋势一致。同时，城乡儿童身高体重差别也在逐渐缩小。城区儿童前 3 个 10 年体格发育水平呈快速增长趋势，近 10 年来逐渐进入缓慢增长阶段。农村儿童前 3 个 10 年体格发育变化趋势与城区一致，第 4 个 10 年虽然增幅略有下降，但依然保持较大幅度增长。

调查报告中也提到了中国儿童营养和健康仍面临一些困难和挑战：包括贫困地区农村儿童的体格发育水平仍明显低于城市儿童，流动和留守儿童等弱势儿童群体的营养健康状况亟待改善，超重和肥胖问题日益凸显。

国家卫生计生委妇幼司司长秦耕介绍说，未来将进一步改善儿童健康状况。“落实《贫困地区儿童发展规划》，继续组织实施儿童营养改善项目，预防和治疗儿童营养性疾病，推动贫困地区儿童健康发展，阻断贫困的代际传递，促进社会公平。关注营养不良的同时，也关注超重和肥胖问题，开展儿童单纯性肥胖调查，倡导合理营养、健康饮食，促进儿童体格均衡发育，达到身心健康。”

随着全面放开二胎政策的实施，中国即将迎来生育高峰。据透露，中国目前每年新增出生缺陷婴儿约 90 万例，对此中国政府已经采取相关措施，预防和减少出生缺陷发生，包括婚前和孕前健康检查、孕早期增补叶酸、产前筛查诊断及新生儿疾病筛查等，力争做到早筛查早治疗，减少残疾发生。

资料来源：国际在线 .（2016-06-08）［2020-01-12］. http://news.cri.cn/20160608/8387a1fc-a677-3db2-5c48-67e97581e004.html.

（3）典型调查：又称案例调查，即在对事物进行全面分析的基础上，选择典型的人或单位进行调查。如调查研究幼儿某种疾病典型患者的病理损害等；调查婴幼儿保健工作先进或后进单位，用以总结经验教训。典型常常是同类事物特征的集中表现，有利于对事物特征进行深入的研究，若与普查相结合，则可从广度和深度分别说明问题。但由于典型调查没有贯彻随机抽样的原则，不宜进行统计推断，在一定条件下，结合专业知识，可对总体特征做经验推论。

2. 根据调查内容的时限及研究目的分类

根据调查内容的时限及研究目的，现场调查又可分为现况调查（横断面）、回顾性调查（病例对照）和前瞻性调查（队列研究）。

从婴幼儿保健的角度讲，如果想了解某一地区或某一人群的健康状况，或该地区社会、经济、卫生状况，可开展横断面（现况调查）；如果想筛查危害幼儿健康的病因、危险因素或保护婴幼儿健康的促进因素，可开展病例对照（回顾性）调查；如果想证实某种病因、危险因素或健康促进因素与疾病、健康的因果关系，可开展队列（前瞻性）研究。

从总体上来讲，抽样调查比普查详细、深入，质量易控制，但调查设计和调查结果的统计分析、推断比较复杂；抽样调查比典型调查和个案调查所涉及的调查面更广、数量更大，但没有典型调查和个案调查深入。根据婴幼儿保健群体的特点，在现场调查方法中，抽样调查是最常用的。

第二节　婴幼儿健康智能监测与远程管理

一、婴幼儿保健项目信息管理

（一）婴幼儿保健项目信息管理的概念

婴幼儿保健项目信息管理是建立以婴幼儿健康档案为中心的全程贯穿的婴幼儿保健信息系统，建立某区域范围内集中、共享的婴幼儿保健信息系统。通过数据集中管理，实现业务透明化、规范化，有助于规范婴幼儿保健工作，减少重复劳动，提高工作效率，实现由报表上报转向个案管理，通过个案信息，自动形成各种统计分析报表。

（二）婴幼儿保健项目信息管理的功能

（1）从信息共享层面：充分的信息共享，减少重复劳动。

（2）从管理层层面：

1）通过信息数据展示工作动态和统计分析指标。

2）考核基层工作绩效。

3）重大卫生专项动态进展分析及专项工作效果评价。

（3）从业务层面：

1）便于相关部门间信息共享和相互工作的牵制，减少差错和舞弊。

2）基于流程管理，实现上下级单位之间业务协同。

3）通过便捷的提示，实现信息找人、主动服务。

（4）从服务层面：

1）政府亲民资讯、政策法规、服务资讯的快速传递。

2）通过健康保健专业知识、健康教育视频讲座，提高家庭的保健意识和水平。

3）便于个人健康档案查询、检查结果查询等。

二、婴幼儿健康远程管理

（一）婴幼儿健康远程管理的概念

随着健康服务业和互联网的融合逐步深入，婴幼儿健康远程管理就是根据远程健康监测设备监测到的结果，及时发现婴幼儿的健康问题，并建立永久的健康档案进行健康管理。

（二）婴幼儿健康远程管理硬件设备分类

（1）穿戴型：随身携带，随时随地采集健康信息。一般采集心率、运动量、位置信息（防止走丢），并提供一键呼叫（紧急呼叫）。

（2）居家型：在家每天采集健康信息。一般采集血压、血糖、体温、体重、脂肪等信息。

（3）社区型：每周一次综合信息采集，动态监测健康指标。一般选用健康检查一体机或者健康小屋，采集身高、体重、脂肪率、水分比、血氧、血压等健康参数。

三、婴幼儿健康智能监测的优势

无论婴幼儿身在何地，都可以借助简单的自助终端，通过互联网通信技术对其身体各项指标随时进行监控检测，将婴幼儿的心率、血压、血氧等各项生命体征数据等检测结果，通过无线蓝牙和互联网通信技术平台传输到后台服务器，后台会根据婴幼儿的检查结果给予分析、评估、提醒和建议，便于开展全面的健康监控和健康管理。这种远程健康检测系统，建立在预防、诊断、治疗、康复等多位一体的基础上，实现了诊断、治疗与保健的三位一体跟踪模式，便于对婴幼儿健康状况的实时动态掌握，及时做出相应的处置。

视野拓展

大数据开启儿童健康智能管理新模式

“人工智能辅助诊疗渐渐成为一种趋势，儿童健康智能管理系统的建立将有利于全方位、全周期地保障儿童健康。”浙江大学医学院附属儿童医院党委书记舒强说。

2020年10月31日，国内首个省级儿童健康智能管理系统在2020浙江国际健康产业高峰论坛·数字健康大会上对外发布。该系统由浙江大学医学院附属儿童医院（国家儿童健康与疾病临床医学研究中心）牵头研发，将为儿童群体保健、疾病预防、科学膳食等工作提供智慧化管理手段。

全国政协委员、北京市政协副主席程红在全国政协十三届三次会议上曾谈到，目前我国儿童青少年健康形势不容乐观，体质健康主要指标连续20多年下降，33%的儿童青少年存在不同程度的健康隐患。小眼镜、小胖墩、小糖人和心理卫生等问题较为突出，这大多与不良行为习惯、缺乏体育运动、体检不到位等直接相关。深层次原因则在于我国尚缺乏科学系统的健康教育、体质监测和干预体系。

而在新冠疫情期间，儿童长期居家成为常态，也面临着诸多健康隐患。舒强教授团队于2020年4月组织启动了“新冠疫情防控对于儿科就诊的影响”研究，通过与同期历史数据比较发现，虽然常见的儿童传染性疾病，如感染性腹泻、流行性感冒、上呼吸道感染和急性支气管炎等在疫情防控措施下受到抑制，但青春期问题、婴幼儿皮肤问题、意外伤害事件则比较突出。

舒强教授介绍，其中，青春期变异的比例增长了8.48倍，乳房肿块增长了5.24倍，性早熟增长了4.26倍，青春期快速进展增长了3.51倍；特应性皮炎比例增长了7.46倍，丘疹性荨麻疹增长了2.94倍，湿疹增长了2.75倍；一些意外伤害，比如手指损伤的比例增加了5.30倍，异物进入或穿入眼或者自然腔口的比例增加了4.62倍，胫骨骨折增加了4.04倍，眼睑裂伤增加了4.03倍，不经常发生的电击伤也增加了好几倍。这项研究成果已经以学术论文的形式发表在*The Journal of Pediatrics*。

“此次儿童健康智能管理系统的建立，将为各级儿保工作者提供持续的儿童生长发育数据、疾病防控数据、免疫接种数据、饮食结构数据、营养获取数据及日常运动数据等信息，有利于医生随时了解孩子健康情况是否正常、通过网站后台对儿童健康情况进行实时质控。”国家儿童健康与疾病临床医学研究中心主任助理徐玮泽介绍，也可以打破平台之间的壁垒，实现多个儿童健康管理网络（如浙江省儿童保健网络系统、浙江省新生儿疾病筛查中心、浙江省先天性心脏网络平台、生长发育的专科联盟等）信息同步、学科共建，将散落于不同平台的数据汇聚成一份完整的医疗档案，助力临床和科研，全面提升儿童健康管理水平。

资料来源：毛圆圆．（2020-10-31）［2020-12-10］. https://baijiahao.baidu.com/s?id=168206205570 4024665&wfr=spider&for=pc.

第三节　婴幼儿健康档案建设与管理

一、家庭中的婴幼儿健康档案

家庭婴幼儿健康档案是居民健康档案中的重要组成部分，内容包括婴幼儿基本资料、家系图、主要健康问题、健康记录、健康评估资料等。

（1）基本资料主要指婴幼儿的基本信息，如姓名、性别、年龄、健康资料以及家庭类型、内在结构、居住环境等。

（2）家系图是以绘图的方式来描述家庭结构、医疗史、家庭成员疾病间的遗传联系、家庭关系及家庭重要事件等，它可以使医生快速地掌握大量信息，评判家庭成员的健康状况，是掌握家庭生活周期、家庭功能及家庭资源等信息的最好工具。绘制家系图的目的是对家庭背景和潜在的健康问题做出实际的总结。

（3）主要健康问题：主要记录婴幼儿生活和婴幼儿生活周期各阶段存在或发生的生理、心理和社会问题，以及婴幼儿健康评估结果等。婴幼儿生活周期的划分对社区医生实施以婴幼儿为单位的照顾有较大帮助。社区医生可根据婴幼儿所处生活周期的不同阶段，对婴幼儿提出保健指导意义，并可用表格记录婴幼儿所在周期出现的健康问题及干预的措施。

（4）健康记录是指在家庭健康档案中，应有一份婴幼儿的健康资料记录。

（5）健康评估资料是记录婴幼儿有关健康评估等方面的所有资料，可以供医生诊疗时参考。

二、园所中的婴幼儿健康档案

（一）托幼机构婴幼儿健康档案建设及管理的重要意义

托儿所、幼儿园（简称托幼机构）是学龄前幼儿生活和学习的重要场所。3 岁前的婴幼儿入托儿所，3 岁以上的学龄前幼儿入幼儿园，实行保教并重的方针。婴幼儿在集体生活条件下相互密切接触，若疏于管理，容易引起疾病的传播和流行，故加强托幼机构婴幼儿健康档案的建设及管理工作具有重要意义。

托儿所、幼儿园卫生保健管理办法

（二）托幼机构自身档案建设的内容

（1）根据婴幼儿不同年龄特点，建立科学、合理的一日生活制度，培养婴幼儿良好的卫生习惯。

（2）为婴幼儿提供合理的营养膳食，科学制定食谱，保证膳食平衡。

（3）制订与婴幼儿生理特点相适应的体格锻炼计划，根据婴幼儿年龄特点开展游戏及体育活动，增强婴幼儿身心健康及抗病能力。

（4）制定卫生消毒制度，做好室内卫生及个人卫生，保证食品安全与卫生。

（5）制订健康教育计划，对婴幼儿及家长开展多种形式的健康教育活动。

（6）做好各项卫生保健工作信息的搜集、汇总和报告工作。

儿童入园（所）健康检查表、儿童转园（所）健康证明、托幼机构工作人员健康检查表、托幼机构工作人员健康合格证如表 5–1、表 5–2、表 5–3、表 5–4 所示。

表 5–1　儿童入园（所）健康检查表

<table>
<tr><td colspan="2">姓名</td><td></td><td>性别</td><td></td><td>年龄</td><td></td><td colspan="2">出生日期</td><td colspan="2">年　月　日</td></tr>
<tr><td colspan="2">既往病史</td><td colspan="9">1. 先天性心脏病　2. 癫痫　3. 高热惊厥　4. 哮喘　5. 其他</td></tr>
<tr><td colspan="2">过敏史</td><td colspan="4"></td><td colspan="2">儿童家长确认签名</td><td colspan="3"></td></tr>
<tr><td rowspan="5">体格检查</td><td>体重</td><td>kg</td><td>评价</td><td></td><td>身长（高）</td><td>cm</td><td>评价</td><td></td><td>皮肤</td><td></td></tr>
<tr><td rowspan="2">眼</td><td>左</td><td rowspan="2">视力</td><td>左</td><td rowspan="2">耳</td><td>左</td><td rowspan="2">口腔</td><td>牙齿数</td><td colspan="2"></td></tr>
<tr><td>右</td><td>右</td><td>右</td><td>龋齿数</td><td colspan="2"></td></tr>
<tr><td>头颅</td><td></td><td>胸廓</td><td colspan="2"></td><td>脊柱四肢</td><td></td><td>咽部</td><td colspan="2"></td></tr>
<tr><td>心肺</td><td></td><td>肝脾</td><td></td><td>外生殖器</td><td colspan="2"></td><td>其他</td><td colspan="2"></td></tr>
<tr><td rowspan="2">辅助检查</td><td colspan="2">血红蛋白（Hb）</td><td colspan="3"></td><td colspan="2">丙氨酸氨基转移酶（ALT）</td><td colspan="3"></td></tr>
<tr><td colspan="2">其他</td><td colspan="8"></td></tr>
<tr><td colspan="2">检查结果</td><td colspan="4"></td><td colspan="2">医生意见</td><td colspan="3"></td></tr>
<tr><td colspan="6">医生签名：</td><td colspan="5">检查单位：</td></tr>
<tr><td colspan="6">体检日期：　　年　月　日</td><td colspan="5">（检查单位盖章）</td></tr>
</table>

表 5-2　儿童转园（所）健康证明

儿童姓名		性别		出生日期	年　月　日
离园日期			转入新园名称		
既往病史			目前健康状况		
家长签名					
卫生保健人员签名： 日期：　　年　月　日			转出单位： （转出单位盖章）		

备注：自儿童离园之日起有效期 3 个月。

表 5-3　托幼机构工作人员健康检查表

姓名		性别		年龄		婚否		编号		照片
单位				岗位				民族		
既往史	1. 肝炎　2. 结核　3. 皮肤病　4. 性传播性疾病　5. 精神病 6. 其他　　　　　　　　受检者确认签字：									
身份证号										
体格检查	血压			心肺			肝脾			
	皮肤			五官			其他			
化验检查	丙氨酸氨基转移酶（ALT）			滴虫						
	淋球菌			梅毒螺旋体						
	外阴阴道假丝酵母菌（念珠菌）			其他						
胸片检查										
其他检查										
检查结果				医生意见						
医生签名： 体检日期：　　年　月　日				检查单位： （检查单位盖章）						
备注：1. 滴虫、外阴阴道假丝酵母菌指妇科检查项目。 2. 胸片检查只限于上岗前及上岗后出现呼吸系统疑似症状者。 3. 凡体检合格者，由健康检查单位签发健康合格证。										

表 5-4　托幼机构工作人员健康合格证

姓名		性别		照片
年龄		婚否		
岗位		民族		
工作单位				
身份证号				

年度	年度
体检结果 医生签名 年　月　日	体检结果 医生签名 年　月　日
检查单位盖章	检查单位盖章
年度	年度
体检结果 医生签名 年　月　日	体检结果 医生签名 年　月　日
检查单位盖章	检查单位盖章

（三）托幼机构婴幼儿健康档案建设的内容

（1）建立健康检查制度，开展婴幼儿定期健康检查工作，建立健康档案。

（2）协助落实国家免疫规划，在婴幼儿入托、入园时查验其预防接种证，未按规定接种的婴幼儿要告知其监护人、指导补种，并记录在案。

儿童入托、入学预防接种证查验办法

（3）加强日常保育护理工作，对体弱儿进行专案管理，定期开展婴幼儿眼、耳、口腔保健，开展婴幼儿心理卫生保健，并记录在案。

（4）发现婴幼儿患疑似传染病时应当及时通知其监护人带婴幼儿离园治疗。病儿治愈后，凭医疗卫生机构出具的诊断证明入园，并记录在案。

三、社区中的婴幼儿健康档案

（一）建档对象

婴幼儿保健的工作对象是从胎儿到青少年。由于婴幼儿时期是出生后最脆弱的时期，因此婴幼儿保健的重点工作对象是 7 岁以下的婴幼儿。

（二）建档内容

定期搜集本地区婴幼儿健康资料，建立本地区婴幼儿健康档案数据库，有助于分析婴幼儿的总体生长发育水平和常见疾病的死亡率、发病率，发现影响本地区婴幼儿健康的主要因素，为本地区政府制定相关的政策提供依据。

1. 生长发育监测和营养状况分析

生长发育监测是婴幼儿保健工作最基本的内容。目前我国 7 岁以下婴幼儿的生长发育监测采用 4 : 2 : 1 模式，即出生 1 年内每 3 个月随访一次，生后第 2 年每半年随访一次，此后每年随访一次直至 7 岁。监测指标包括体重、身高（体长）、头围等，可以观察婴幼儿的生长速度，筛查、管理发育异常的高危婴幼儿。

2. 母乳喂养

母乳是婴儿最适宜的食物，同时有利于增强婴儿的免疫力，因而要大力提倡母乳喂养，尤其是坚持 4 ～ 6 个月的纯母乳喂养。在婴幼儿的成长过程中，除母乳喂养的问题外，家长还面临其他许多营养问题，包括辅食的合理添加、营养素的科学搭配，婴幼儿保健工作者在科学育儿知识的宣传过程中担当了相当重要的角色。通过生长监测和营养评估，婴幼儿保健工作者需根据婴幼儿的饮食习惯以及营养状况制定出适宜的喂养方案，同时帮助家长实现喂养方式的顺利过渡。这些内容均须记录在案。

3. 免疫接种的实施

免疫接种是减少群体发病率、提高婴幼儿群体健康水平的有效手段。社区婴幼儿保健中心应当根据辖区接种对象数量，合理安排接种门诊周期，通过多种渠道全面掌握接种对象，对接种对象及时建立接种卡、接种簿与接种证。及时预约接种对象，并宣传免疫接种知识。

视野拓展

儿童免疫接种误区

1. 有些传染性疾病已经绝迹，因此，儿童无须接种有关疫苗。

由于免疫接种的实施，多数疾病在某一国家或地区的发生率可能降到了非常低的水平，但这并非意味着传染那些疾病的细菌及病毒已经绝迹，因此，获得对这些疾病的免疫仍是必要的。在世界上的其他国家或地区，这些疾病可能还很普遍，旅游者可能会将这些病菌带过来，并很快得到蔓延。免疫接种也可间接保护那些不能接种疫苗或对疫苗没有反应的人。如果他们周围的人群都接种了疫苗，那么，他们感染上传染病的概率就会降低。

2. 水痘不是致命性的疾病，因此，不必接种水痘疫苗。

每年大约有 9 000 人因发生水痘而住院，约 100 人死于水痘，水痘疫苗将使多数儿童获得免疫，很多研究表明这种疫苗是安全有效的，其有效期限究竟有多长以及以后要否加强剂量还在研究中。

3. 母乳喂养的儿童无须接受免疫。

母乳并不像疫苗那样可以预防传染病，母乳喂养的婴儿可能少患感冒，但母乳并不能预防像百日咳、脊髓灰质炎、白喉等这样的严重疾病。

4. 即使接种了疫苗，仍会感染上相关疾病，所以，有人认为疫苗不起作用。

疫苗有效这一点毋庸置疑，全世界已有数以万计儿童获得了像脊髓灰质炎、麻疹、白喉等疾病的免疫。但事物并非是一成不变的，疫苗对绝大多数人起作用，而对极少数人来讲，他们对疫苗没有任何反应。可以说，接种疫苗获得免疫率为 85% 以上，不接种疫苗获得免疫率为零。

5. 儿童在感冒、发烧时不可以接种疫苗。

一般来讲，小病不影响接种，例如，发烧体温不是过高，咳嗽、流鼻涕，中度腹泻等，都可以照样接种疫苗。

6. 百白破疫苗（DTP）可导致婴儿猝死综合征（SIDS）。

将注射 DTP 疫苗与 SIDS 联系起来，这是没有任何科学根据的。之所以会出现这样不实的说法，是因为婴儿在接受第一次疫苗注射时的月龄为两个月，这时正好是婴儿猝死综合征的高发期。两者之间并无内在联系。

7. 有新闻报道，某些批号的疫苗不太安全。

所有疫苗都是在食品药品监督管理机关的监管下生产出来的，生产设备定期接受检查，每批疫苗都经过生产厂家安全测试。

8. 一次接种一种以上疫苗对儿童有危险。

多年的经验与研究证明，用于儿童期的常规疫苗可以同时接种，效果安全，多种疫苗同时接种引起的副作用，不会比每种疫苗单独接种时大，如果不放心，可与医生商量，分开接种。

资料来源：百度文库 . https://wenku.baidu.com/view/03e2d60b52ea551811a68707.html.

4. 疾病的防治

“预防为主、防治结合”是婴幼儿保健的原则，而“四病”的防治一直是社区婴幼儿保健工作的一个重要组成部分。定期体检有助于早期发现婴幼儿人群存在的健康问题，及早干预，减少患病率和死亡率。如肺炎在我国 5 岁以下婴幼儿死亡中排在第一位，腹泻则是导致婴幼儿营养不良的主要原因。

5. 心理行为发育咨询

婴幼儿期的心理行为发育亦称“行为发育”，包括感觉发育、运动发育、语言发育和个人－社会能力发育四个部分，它们的发育和认知、智能和心理的发育密切相关。工作人员应当指导家长掌握适合婴幼儿年龄和行为发育水平的早期教育方式，及时纠正教育中存在的误区，为婴幼儿长大后独自面对社会打下坚实的身体和心理基础。

6. 口腔、眼和耳保健

随着生活方式的改变和生活水平的提高，人们对婴幼儿健康问题的关注不仅是常见病如肺炎、腹泻等，还包括龋齿、近视、弱视、听力障碍等。加强宣传教育，预防为主，开展早期筛查，以便早发现、早干预。

四、婴幼儿病历档案建设

病历包括住院病历和门诊病历。住院病历由医院统一管理，相对较规范，这里所述的病历管理主要指门诊病历。

（一）交流询问病史

与婴幼儿的母亲或其他照顾者进行有效的交流是非常重要的。良好的沟通技巧有助于使患儿家属确信其孩子能够得到很好的诊治。

良好的沟通技巧包括：认真倾听家属所述；尽量使用家属可理解的语言；给家属回答问题的时间；引导家属明确回答问题。

（二）记录一般危险体征

来门诊就诊的患儿可能表现出多种特定问题的体征。如患儿出现胸廓凹陷和发绀，表明有重度肺炎。严重的、非特异性的体征称为“一般危险体征”，这些体征不能作为具体诊断的依据，如嗜睡或昏迷可能是脑膜炎、重度肺炎或其他严重的疾病。但应特别注意一般危险体征，这些体征提示患儿病情严重，需要紧急处理。对所有患儿都应该检查并记录以下危险体征：

（1）惊厥：患儿在本次发病期间有无惊厥。惊厥可能由发热引起，也可能与脑膜炎、脑型疟或其他危及生命的疾病有关。故在本次发病中出现惊厥的患儿均应视为重症。

（2）嗜睡或昏迷：昏迷的患儿可能患有严重疾病。嗜睡者虽可被唤醒，但对周围发生的一切失去注意，或对声音、运动无法做出正常反应。这些体征与许多疾病相关。

（3）不能喝水或吃母乳：不能喝水或吃母乳的患儿可能是太虚弱或不能吞咽。不能完全依靠母亲的述说来判断这一体征，要在母亲给患儿喂水或母乳时观察有无这些情况，并如实记录。

（4）呕吐，不能进食：呕吐本身可能是严重疾病的体征，若患儿因呕吐而不能口服药物则是十分重要的问题，应引起高度重视。

（三）记录主要症状

检查并记录完主要危险体征后，还必须检查主要症状，并做好详细记录。婴幼儿疾病综合管理策略通用规程建议检查下列 4 个主要症状：咳嗽或呼吸困难、腹泻、发热、耳部疾病。前 3 个是引起婴幼儿死亡疾病的主要症状，耳部疾病是中低收入国家中婴幼儿致残的主要原因之一。营养状况也是需要注意检查的。

1. 咳嗽或呼吸困难评估

咳嗽或呼吸困难患儿的三项主要体征如下：

（1）呼吸次数：没有任何一项单一的临床体征比呼吸增快这一体征更具有敏感性和特异性。呼吸增快的标准取决于患儿的年龄，2 个月～ 12 个月的幼儿呼吸增快的标准是 50 次 / 分或以上；12 个月～ 5 岁的孩子呼吸增快的标准是 40 次 / 分钟或以上。

（2）下胸壁凹陷：小儿吸气时下胸壁向内凹陷，这是重度肺炎的一个有用体征。下胸壁凹陷比“肋间隙凹陷”更为特异。但需注意，有时激惹、鼻腔堵塞或喂母乳也可以出现暂时的胸壁凹陷。

（3）喉喘鸣：这是患儿吸气时产生的一种噪音。喉喘鸣须与哮喘时的哮鸣音相区别，哮鸣音表现为呼气时呼吸困难。安静时出现喉喘鸣的患儿发生呼吸道阻塞的危险性很高，而哮喘引起死亡相对而言较少见。

2. 腹泻

对腹泻患儿应首先评估一般危险体征，并询问家长患儿是否有咳嗽或呼吸困难。对腹泻如此重视是因为腹泻患儿可能存在三个潜在的致命疾病：急性水样腹泻（包括霍乱）；痢疾（出血样腹泻）；迁延性腹泻（腹泻超过 14 天）。

（1）脱水体征。根据脱水程度的不同，观察患儿：

1）是否出现嗜睡或昏迷，或烦躁不安、易激惹。若无法通过安抚使患儿安静下来，即有烦躁不安或易激惹。

2）脱水患儿的眼窝看上去有凹陷。有明显消瘦的重度营养不良患儿即使没有脱水，眼窝也会凹陷。“眼窝凹陷”体征对明显消瘦者虽不可靠，但仍可以作为患儿脱水程度的判断依据。

3）通过皮肤掐起试验来检查皮肤弹性。掐起皮肤松手后观察皮肤弹性恢复原状的时间：非常缓慢（皮肤弹性恢复原状大于 2 秒）；缓慢（皮肤弹性恢复原状仅有短暂的停留）；立即恢复。

（2）脱水的分类。根据以上临床体征的组合，腹泻患儿分为以下几类：

1）重度脱水：患儿的液体损失量超过其体重的 10%，为重度脱水，表现为嗜睡或昏迷；不能喝水或喝水差；眼窝凹陷；皮肤弹性恢复非常缓慢。

2）轻、中度脱水：患儿液体损失量相当于体重的 5% ～ 10%。表现为烦躁或易激惹；眼窝凹陷；喝水很急；皮肤弹性恢复缓慢。

3. 发热

所有患儿都应检查发热。发热是很常见的问题，也是患儿就诊的主要原因之一。

临床评估：若腋温超过 37.0℃（肛温超过 38℃）即有发热。

发热的分类：低热（37.1 ℃ ～ 38 ℃）；中度发热（38.1 ℃ ～ 39 ℃）；高热（39.1℃～ 41℃）；超高热（41℃或以上）。

4. 耳部疾病

对于所有就诊的患儿，都应检查的另一问题是耳部疾病。耳部疾病的患儿可有耳部感染，尽管耳部感染很少引起死亡，却是导致低收入地区幼儿耳聋的主要原因，且可引起学习障碍。

临床评估如下：

（1）耳后压痛和肿胀：耳部感染最严重的并发症是乳突骨的深部感染，通常表现为耳后的压痛和肿胀。在婴儿中，这种压痛和肿胀也可能在耳部上方。

（2）耳痛：在急性耳炎的早期，患儿会出现耳痛，常令患儿变得易激惹并经常抓耳朵。

（3）耳部脓性分泌物：这是耳部感染的又一重要体征。检查发现耳道分泌物后还需询问持续时间。

5. 营养状况

临床评估如下：

（1）明显的严重消瘦：患儿肩、臂、臀、腿等部位严重的消瘦，肋骨明显可见，表明存在严重的营养不良。

（2）年龄比体重：年龄比体重（WHO标准或各国的生长曲线图）有助于发现低Z评分（<–2SD）或极低Z评分（<–3SD）的低体重患儿。此类患儿易被感染，生长发育不良的情况也明显加重。

（3）手掌苍白：这一临床体征特异性较低，但它可以帮助发现重度贫血。重度贫血通常由疟疾感染所致。

根据以上简单临床体征的组合，可对患儿做出以下分类：

（1）重度营养不良或重度贫血：表现为明显的严重消瘦，严重的手掌苍白或双下肢水肿。

（2）贫血或低体重：此类患儿对严重疾病的易感性增加，应评估其喂养问题，并让患儿家属接受正确的喂养建议。

第四节　婴幼儿健康数据库建设与管理

一、婴幼儿健康数据采集

通过婴幼儿健康数据平台，为婴幼儿提供可穿戴设备和智能健康电子设备，从而获得孩子日常运动和成长的健康数据。

二、婴幼儿健康数据入库

婴幼儿健康数据平台将采集到的婴幼儿健康信息数据存储入库，并进行整理归纳，针对不同查阅对象形成不同覆盖面、不同形式的健康档案。

三、婴幼儿健康数据分析

婴幼儿健康数据平台实现对婴幼儿健康信息的定向获取，通过数据采集终端对幼儿健康信息进行采集，再通过云端服务器，对采集的身份和健康信息进行汇总分析后转换成不同的分析数据，发放至对应部门或个人，实现对婴幼儿健康状况的全面了解和及时掌握。

四、婴幼儿健康数据应用

通过婴幼儿健康档案管理平台，可以准确地对婴幼儿健康信息进行采集，并将采集到的婴幼儿健康信息建立起婴幼儿健康档案，这有利于家长、托幼机构、相关政府部门及时掌握和全面了解婴幼儿身体健康和心理健康状况，发挥社会、学校、家长的三重力量，为婴幼儿提供一个良好的成长环境。

视野拓展

国内首家儿童健康大数据研究中心在武汉大学成立

2017 年 3 月 10 日，武汉大学儿童健康大数据研究中心成立，旨在通过对海量数据的分析研究，为儿童早期发展、预防疾病、早期诊断和个性化治疗的智能医疗保健系统铺路。

该中心是服务于我国“生育刚需”，基于“互联网＋儿童健康随访管理”的国内首家研究机构，由武汉大学和北京 06 爱成长健康科技有限公司联合建设。该中心还依托武汉大学的学科优势，成立由国内外儿童健康与医疗和网络信息科技等领域知名专家组成的专家委员会，涵盖 10 个研究方向。

揭牌仪式后，举行了 2017“互联网＋儿童早期发展研讨会”。中国妇幼保健协会常务副会长兼秘书长于小千教授，中国妇幼健康研究会儿童早期发展专业委员会主任委员朱宗涵教授，澳大利亚家庭养育和儿童健康协会主席米博等医疗界、教育界、企业界近 300 人出席研讨会。

目前，该中心依托北京 06 爱成长健康科技有限公司“互联网＋儿童健康管理”新体系，已在山东、河南、湖北、湖南、江苏、安徽、四川等七省 70 余家医院建有 20 多万儿童档案，儿童和家长以及 500 多名儿科专家、医护人员在零六成长汇 App 上积极互动。2017 年年底，数据采集点从 70 多家拓展到 300 家，2020 年，超过 1 000 家。中心将以此为基础，开发覆盖全国的儿童健康与医疗大数据云平台，并最终建立包含儿童生长发育基础数据、临床数据、随访数据、知识库、文献库在内的“儿童健康转化医学联盟”，形成国际一流的转化医学研究平台和保障体系，尽早将基础研究转化为临床应用。中心还将适时进行基因组学数据分析研究，最终为我国制定儿童个性化精准医疗和精准公卫的临床标准和应用指南提供依据。

资料来源：黄衍军 . 国内首家儿童健康大数据研究中心在武大成立 .（2017-03-15）［2021-03-11］. https://news.whu.edu.cn/info/1002/48148.htm.

本章小结

本章介绍了婴幼儿健康信息采集、婴幼儿健康智能监测与远程管理、婴幼儿健康档案建设与管理、婴幼儿健康数据库建设与管理。婴幼儿健康信息采集的内容包括基础信息、管理信息、保健信息以及疾病防治信息几个方面。常用的婴幼儿健康信息采集方法有文献法、信访法、访谈法以及现场调查法。婴幼儿健康档案建设与管理包括家庭中的婴幼儿健康档案、园所中的婴幼儿健康档案以及社区中的婴幼儿健康档案。

同步练习

一、名词解释

健康信息　婴幼儿保健项目信息管理　婴幼儿远程健康管理

二、简答题

1. 简述婴幼儿健康信息的主要来源。

2. 婴幼儿健康信息采集方法有哪几种？

3. 婴幼儿健康信息需要采集哪些内容？

4. 简述婴幼儿健康档案的基本类型及主要内容。

三、思考题

1. 婴幼儿病历档案建设包括哪几部分内容？

2. 家庭、社区、托幼机构在开展婴幼儿健康档案建设与管理过程中各自有哪些优势？又分别存在哪些问题？

3. 如何加强家庭、社区和托幼机构健康信息的协同管理与应用？

4. 如何加强婴幼儿健康数据库的建设与应用工作？

四、拓展学习与实践

1. 搜集或调查某个婴幼儿的健康信息，设计一份健康档案。

2. 登录某托幼机构或社区的婴幼儿健康数据库，进行检索实操，并逆向反思婴幼儿健康档案建设内容和优化设计等问题。

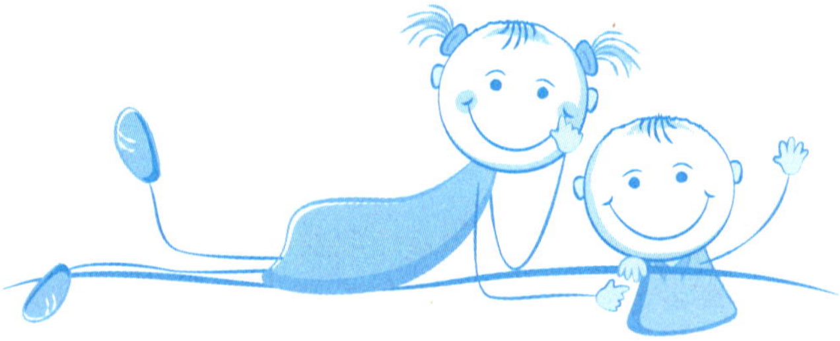

第六章　婴幼儿健康风险评估

学习目标

1. 熟悉婴幼儿健康风险评估的概念与功能。
2. 掌握婴幼儿健康风险评估的基本步骤和方法。
3. 能运用所学知识，对婴幼儿进行体格发育评价和生长监测。
4. 能够编制婴幼儿健康体验报告并做科学解读。

学习重难点

1. 婴幼儿体格发育评价和生长监测。
2. 婴幼儿健康体检报告的解读。

学习方法

1. 自主学习与集体讨论相结合，深化对婴幼儿健康风险基础知识的理解。
2. 积极参加各个评估项目的模拟训练，切实提高评估基本技能。
3. 进一步查阅相关知识点，并结合实训工作予以运用。

教学建议

1. 积极组织开展案例教学，引导学生结合典型评估案例充分展开讨论。
2. 引导学生认真完成各个评估项目的模拟实训，并集体讨论和点评实训成果。

第一节　婴幼儿健康风险评估概述

一、婴幼儿健康风险评估的功能

健康风险评估（Health Risk Appraisal，HRA），也称健康危险因素评估，是通过搜集个人的健康信息，分析建立危险因素（生活方式、环境、遗传和医疗卫生服务等因素）的一种增进健康意识及促进行为改变的方法或工具。婴幼儿健康风险评估是对婴幼儿的健康状况及未来患病或死亡危险性的量化评估，是婴幼儿健康管理的核心。

（一）识别健康危险因素和评估健康风险

在疾病发生、发展过程中，健康危险因素往往呈现多元化，并且相互影响，甚至产生联合作用。很多危险因素并不表现出病症，往往是一病多因，同时又一因多果，正确判断哪些因素是引起疾病的主要因素，对危险因素的有效干预和疾病预防控制至关重要。

（二）修正不健康的行为和生活方式

健康风险评估通过个性化和量化评估结果，使个体认识到自身某些不良行为和生活方式对健康的损害程度，并在科学指导下主动修正不良行为，追求健康的生活方式，达到预防和改善疾病状况的目的。

（三）制定健康指导方案和个性化干预措施

婴幼儿健康风险评估与临床诊断的关系

健康风险评估有助于明确个人或群体的主要健康问题及其危险因素，并确定危险因素属性，进而为个体制定健康指导方案和个性化干预措施，有效降低个体发病风险，降低或延缓疾病发生。

（四）干预措施及健康管理效果评价

健康管理是一个连续不断的监测—评估—干预的周期性过程，

即在健康干预措施实施一段时间后，需要评价其效果，调整计划和干预措施。所以健康风险评估可以用于干预措施、健康指导方案和整个健康管理效果评价。

二、婴幼儿健康风险评估的基本原则

（一）健康信息完整性

正确的评估源于可供参考的完整信息。首先，所采用的数据要全面；其次，强调信息的系统化而非碎片化；最后，达到完整、真实的要求。因此，全面、完整的健康危险因素等健康相关信息的采集是科学、准确进行健康风险评估的前提。

（二）评估方法适宜性

在评估中要针对不同个体或群体特征，有针对性地选择合适的评估方法，使评估结果更具有科学性和参考价值。健康风险评估方法有目前相对成熟的健康危险因素评价、哈佛癌症风险指数评价等，也有新开发的一些疾病评估模型。

（三）评估结果客观性

健康风险评估的结果是制定健康管理方案、进行健康干预的依据，应尽量减少人为因素的影响。如果方法不适宜，评估结果也难以客观。健康风险评估是粗线条的，但也不能仅靠有限的数据信息及共性的大趋势随意做出结论。

第二节　婴幼儿健康风险评估技术与方法

一、婴幼儿健康风险评估的主要种类

从不同角度看，婴幼儿健康风险评估可分为多种类别。

健康风险评估按照应用领域可分为：临床评估、健康过程及结果评估、生活方式及健康行为评估、公共卫生监测与人群健康评估。

健康风险评估按照对象可分为：（1）个体评估，是指对个体健康状况、健康危害和疾病风险的评估。（2）群体评估，指在个体评估的基础上对特定人群所做的健康风险和疾病风险评估。

健康风险评估按照功能可分为一般健康风险评估、疾病风险评估和健康功能评估。

（一）一般健康风险评估

一般健康风险评估是指运用问卷、风险计算和评估报告等方法，针对健康危险因素对个体做出健康风险评估，主要用于人群健康危害识别、健康风险预测、健康改善及促进。

1. 行为和生活方式危险因素的评估

行为和生活方式危险因素评估主要是通过对婴幼儿卫生习惯、体力活动、膳食结构等进行调查和评估，帮助个体充分认识其不良行为和生活方式的风险以及对他们生命和健康可能造成的不良影响，并有针对性地提出改善建议，促使其修正不健康行为和生活方式。

2. 生理指标危险因素评估

生理指标危险因素的评估是通过检测婴幼儿的身高、体重、视力、微量元素等生理指标，明确个体各个生理指标的异常程度、同时存在异常指标的数量，以评估幼儿或群体发生疾病的危险性。

（二）疾病风险评估

疾病风险评估是指针对特定疾病及疾病相关危险因素对个体的疾病风险、疾病进程和预后所做的评估。特定疾病的风险评估从识别危险因素到建立预测模型的指标参数，与一般健康风险评估会有较大不同，因而可以用来进行疾病预测预警。

疾病风险评估的方法直接源于流行病学的研究成果。其中，前瞻性队列研究和对以往流行病研究成果的综合分析及循证医学是最主要的方法。疾病风险评估的实施主要包括以下四个步骤：选择预测的疾病、不断发现并确定与该疾病发生有关的危险因素、应用适当的疾病预测方法、验证评价模型的正确性。

（三）健康功能评估

健康功能评估是采用标准化问卷的方式，评价个体的生物、行为和社会参与的功能和质量，广泛适用于健康促进效果的评价，可有效指导健康投入，比较不同疾病对健康功能的影响，以及评价各种健康干预措施的有效性。健康功能评估包括：

（1）生命质量评估：是以社会经济、文化背景和价值取向为基础，人们对自己的身体状态、生理功能、社会能力以及个人整体情形的一种感觉体验。

（2）行为方式评估：重点评估体力活动、膳食和精神压力，主要目的是识别不健康的行为方式，提出改善建议。

（3）膳食评估：重点评估个体和人群的膳食营养状况，提出有益的膳食和营养建议，其基础是膳食调查。

（4）精神压力评估：研究揭示精神压力与健康结果之间的关系，主要采用心理生理方法、访谈和客观评分法及自报法。

二、婴幼儿健康风险评估基本模块

婴幼儿健康风险评估包括三个基本模块：问卷、危险度计算、评估报告，如图 6–1 所示。

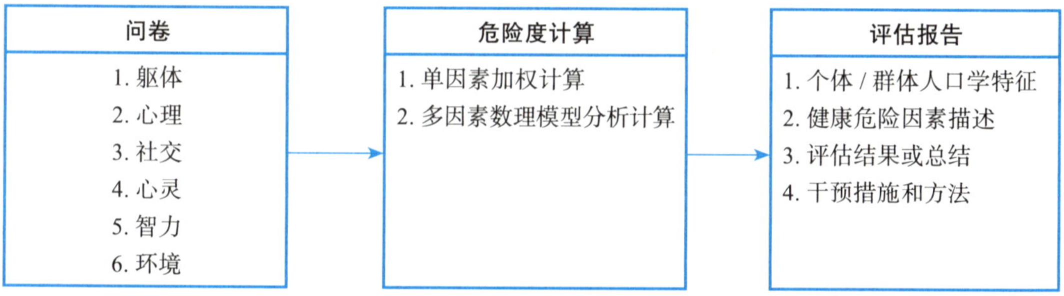

图 6–1　婴幼儿健康风险评估基本模块

（一）问卷

问卷是健康风险评估搜集信息最基本的方法，是全面、准确、迅速进行健康风险评估的重要依据，可由个人填报或由知情的亲属、医护人员协助填写。问卷搜集信息的内容因评估目标与重点不同而有所区别。问卷调查要求具有严谨设计的质量控制措施，并在评估前与接受健康风险评估的服务对象进行一定的沟通，这有助于提高问卷填写的质量和真实性。

（二）危险度计算

健康风险评估有两种应用较多的计算方法，即单因素加权计算法、多因素数理模型分析计算法。

单因素加权计算法建立在单一健康危险因素与特定疾病发病率或死亡率的基础上，用相对危险性表示单一危险因素与疾病发病或死亡之间的关系强度，各相关因素相对危险性的加权分数即为某种疾病发病或死亡的危险性。此法简单实用，不需要大量数据分析，是健康风险评估发展早期主要的危险性评估方法。

多因素数理模型分析计算法是采用流行病学、数学和统计学概率理论的方法，如多元回归法、模糊数学的神经网络法等，建立疾病发病或死亡的危险性与各健康危险因素之间的关系模型，得出某种疾病发病或死亡的危险性。此法包括多种健康危险因素，提高了健康风险评估的准确性，如中国的 Cox 比例风险模型、美国的 Framingham 模型、德国明斯特（Münster）大学的 Procam 程序等。

（三）评估报告

健康风险评估的最终目标是对危害健康的不良生活方式进行有效干预。评估报告的内容一般应包括个体或群体的人口学特征、健康危险因素的描述和评估的结果或总结、健康干预的建议措施和方法等。

群体健康风险评估的评估报告应包括个体和群体的评估报告。为便于理解和操作执行，评估报告还应考虑个体和群体的社会生活环境、习俗，表达形式和方法可多种多样，可采用文字、图表、图片、影像及互联网等形式，尽可能辅以详细、通俗易懂的解释和解读，要实事求是、如实反映客观存在的危险因素，须根据危险性的大小对多种健康危险因素按先后顺序进行排列。

三、婴幼儿健康风险评估的基本方法与步骤

婴幼儿健康风险评估的具体方法有所不同，其基本方法和步骤如图 6–2 所示。

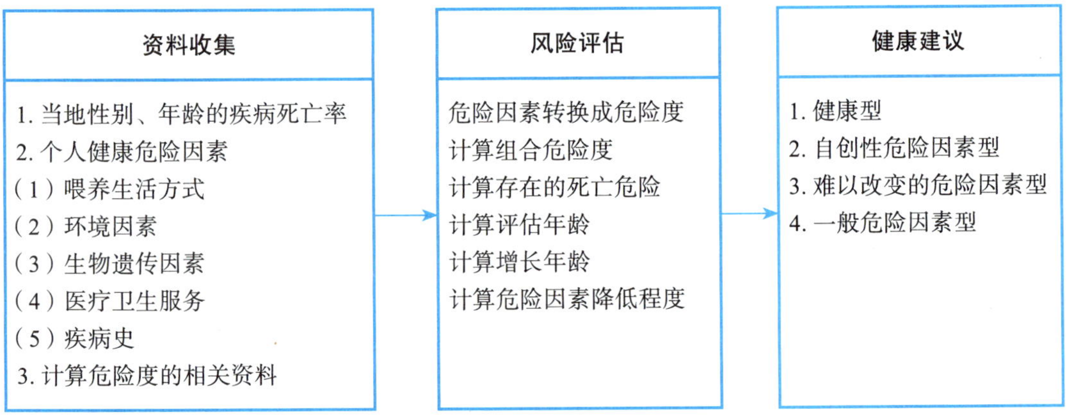

图 6–2　婴幼儿健康风险评估的基本方法与步骤

（一）资料搜集

搜集当地婴幼儿主要健康危险因素在不同人群中的暴露率及相对危险度资料和死亡原因资料。

（二）风险评估

采用健康问卷方式获取婴幼儿个体健康危险因素暴露资料，通过一定的算法（如危险度计算），计算出幼儿在一定时期内（如 5 岁以下）的死亡危险，并能由此推算婴幼儿评价年龄。

（三）健康建议

为婴幼儿估算降低某个或多个危险因素，可能降低病残率或死亡率，并能给出相关的健康教育和健康促进建议。

（1）健康型。个体具有的危险因素比平均水平低，预期健康状况良好。

（2）自创性危险因素型。危险因素比人群平均水平高，主要来自不当喂养及自身不良卫生、行为方式，可以通过个人行为来降低和去除危险因素。

（3）难以改变的危险因素型。个体的危险因素主要来自既往病史或生物遗传因素，自身不易降低或改变，即使有所改变，效果也不明显。

（4）一般危险因素型。个体存在危险因素的类型和水平接近当地幼儿人群的平均水平。

四、基于婴幼儿功能检测的健康管理模式

功能检测是以准确的实验为工具，运用物理学、化学和生物学等实验方法，根据每个人独特的体质，评估身体器官无临床症状变化的功能状况，以达到早期改善并维持生理、情绪、认知及体能的平衡的检测方法。

婴幼儿功能检测的健康管理模式主要是通过体检来实现的。婴幼儿体检的频率最好是 1 岁以内进行 4 次体检，1 ～ 3 岁每半年或一年进行一次全面体检，3 岁以后每年检测一次并给予健康评价。婴幼儿体检主要包括内科（含体格发育水平的评估）、外科、耳鼻喉科、智力测试、气质测评、听力筛查、视力筛查与测试、骨密度、肝功能与乙肝五项、血常规、血铅、微量元素、尿常规、便常规等。在检查中若发现问题，可根据孩子的具体情况进一步做相关检查，如心电图、超声心动图、腹部 B 超等。

五、婴幼儿体格发育评价和生长监测

体格发育评价是一种以生长标准为依据，判断婴幼儿发育状况的过程。婴幼儿处于快速生长发育阶段，身体形态及各部分比例变化较大。定期对婴幼儿进行体格测量，如体重、身高、头围、胸围及上臂围等，并对测量结果做出正确合理的评价，可以及时发现问题、采取有效措施，保证婴幼儿健康成长。

（一）婴幼儿体格发育评价

1. 基本要求

（1）可靠的测量数据。测量体格生长指标，必须采用规范的、准确的、恒定的工具及正确的测量方法；测量需由受过训练的专业人员进行。如采用杠杆秤（砝码、游锤、

杠杆）测量儿童体重；3 岁内婴幼儿仰卧位测量身长，3 岁后立位测量身高；3 岁内采用软尺测量头围等。

（2）横向比较并定期纵向观察。横向比较即应用婴幼儿体格测量资料与可供参考的数据相比较，以了解个体在同龄人群中所处位置，全面评价婴幼儿生长状况，以利于尽早发现并纠正问题。定期纵向观察更易发现个体成长轨迹，了解婴幼儿生长趋势。通常建议小于 6 月龄婴幼儿每个月、6 ～ 12 月龄每 2 个月、1 ～ 3 岁每 3 个月、3 ～ 6 岁每 6 个月、大于 6 岁每年进行体格测量；高危幼儿宜适当增加测量次数。

（3）选择合适的参照人群值。WHO2006 年已发布世界儿童体格生长参数表及曲线图；我国已确定将 2015 年调查的中国九大城市儿童体格生长数据作为中国儿童的体格生长参照值，用于比较儿童生长及营养状态。

2. 评价指标

（1）身高（身长）——主要反映身体骨骼的发育情况。纵向体格发育指标（坐高、顶臀长、上肢长等）主要反映体格发育的远期影响（遗传因素、长期营养状况）。

（2）体重——主要反映身体各种体成分（肌肉、骨骼、脂肪、水分等）的变化情况。对于婴幼儿，由于受远期影响的可能性较小，所以主要反映近期的影响。身长的测量误差要大于体重的测量误差，故常用体重作为婴幼儿的评价指标。

（3）皮下脂肪——主要是反映身体脂肪组织的厚度。

3. 简化的评价方法

由于体格发育在婴幼儿中的个体差异非常显著，故结合生长曲线对生长水平、生长速度及匀称度进行综合评价非常重要。但当无法获得参数表或生长曲线时，可根据婴幼儿体格发育的一般规律进行初步评价。

（1）健康足月婴儿，体重增加应达到以下指标：

1）出生后头 3 个月内，每周增加 200g。

2）第 2 个 3 个月内，每周增加 130g。

3）第 3 个 3 个月内，每周增加 85g。

4）第 4 个 3 个月内，每周增加 75g。

出生后 3 ～ 4 个月时的体重是出生时体重的 2 倍，12 个月时的体重是出生时体重的 3 倍，24 个月时的体重是出生时体重的 4 倍。

（2）健康婴幼儿身高应达到以下指标：

1）出生后第 1 年增加 25cm。

2）出生后第 2 年增加 12cm。

3）2 岁至学龄前期每年增加 6 ～ 7cm。

4）学龄期至青春期前每年增加 5 ～ 7cm。

（3）健康儿童，头围应该达到以下指标：

1）出生后第 1 年，每月增加 1cm。

2）出生后第 2 年，总共增加 2cm。

3）2 岁时达到成人头围的 80%。

（二）婴幼儿生长监测

对婴幼儿进行生长监测（Growth Monitoring），把单纯的一次性、孤立的测量和评价，变成动态的观测与评价，以早期发现生长发育的偏离，为进一步检查和治疗提供参考依据。

1. 监测意义

生长监测可以评价健康婴幼儿的发育水平，预测发育潜力；对患病儿或体弱儿则有利于早期发现、评价疾病发展和转归；对于群体生长监测不仅可了解群体婴幼儿发育状况及影响生长的危险因素，同时还可间接反映一个国家政治、经济、文化的发展状况。随着研究的深入和实践需要的变化，生长监测已从单纯的体格发育发展到婴幼儿体质、心理和行为发育等方面。

2. 主要监测指标

反映体格生长的指标主要包括体重、身高（长）和头围；特殊情况下可测量上臂围、皮褶厚度、腰围。

（1）体重指人体的总质量，是衡量营养状况最重要的指标。

（2）身高（长）指头顶到足底的垂直距离，是人体线性生长的重要指标，与长期营养或遗传关系密切。

（3）头围表示头颅的大小和脑的发育程度，是筛查婴幼儿潜在脑发育或神经功能异常的常用指标。

（4）上臂围是在身高、体重获取困难的情况下的一种替代指标，用以评价营养状况。

（5）皮褶厚度是测定身体皮下脂肪的指标，可用于衡量儿童营养状况及肥胖程度。

六、婴幼儿健康风险沟通

婴幼儿健康风险沟通是针对婴幼儿健康所存在的风险而进行的沟通过程。风险沟通的主要目的是知情、说服和咨询。风险沟通不仅是风险评估的一部分，也是风险管理的重要环节。

婴幼儿健康风险沟通按其功能可分为保护沟通（医学沟通）、共识沟通（制定规则和法规）、危机沟通（生物恐怖袭击或传染病暴发）三类。

（一）保护沟通（医学沟通）

保护沟通所针对的风险包括吸烟、感染艾滋病病毒以及无防护接触危险物品等。婴幼儿因为年龄小，对疾病缺乏深刻认识，心理活动多伴随活动情境而迅速变化。心理学家认为，人体间的接触和抚摸是婴幼儿天生的需求，这种需求被称为“皮肤饥饿”。婴幼儿的“皮肤饥饿”现象，可通过搂抱、轻拍及抚摸等方式满足。婴幼儿常见的心理支持方式有倾听、触摸和陪伴，而后两项是最有效的，因为婴幼儿需要非语言沟通。

（二）共识沟通（制定规则和法规）

共识沟通所涉及的风险要求决策者必须与受众就如何评估或管理风险达成一致，如婴幼儿六步洗手法、文明用语规定以及交通安全规定（通过人行横道过马路）等。此类风险沟通的目的就是建立共识，为风险管理决策的制定打下基础。

（三）危机沟通（生物恐怖袭击或传染病暴发）

危机沟通面对的风险多数是由突发事件导致的，如家里起火、地震或传染病暴发及流行等。危机沟通的目的就是警示受众，告知他们将风险最小化的种种选择。危机沟通通常为：定期开展防震、防火、防暴等应急演练，使幼儿具备相应的自救知识和能力；开展计划性预防接种，预防特定传染病的大暴发、流行等。

视野拓展

灾难医学

严重的伤害事件可以被认为是一种灾难，灾难是一种自然或人为的状况或事件，它可以使人们受到死亡的威胁，危害社区环境，导致人类苦难，是一种能够改变社区环境和冲击社区资源的事件。WHO 对灾难的定义是：任何能引起设施破坏、经济严重损失、人员伤亡、人的健康状况及社会卫生服务条件恶化的事件，当其破坏力超过了所发生地区能够承受的程度而不得不向该地区以外的地区求援时，就可以认为灾难发生了。

世界人口膨胀、城市化进程加快、工业迅猛发展，人类不合理的化学工业和核工业迅速发展，给现代物质文明带来了巨大利益，但是，也给人类健康和安全带来了危害。联合国第42届大会专家委员会认为：灾难是一种超出受影响社区现有资源承受能力的自然或人为的破坏性事件，并将20世纪最后10年确定为“国际减灾10年”。

七、婴幼儿健康评估系统

健康评估系统是用于健康评估的一种信息化工具，可以很好地帮助评估人员更加快捷、全面地了解、分析评估对象的健康状况。

（一）下载调查问卷

下载调查问卷，以便在体检登记时进行填写。

（1）录入答卷管理。录入调查问卷的同时，可以打印调查问卷，支持批量打印，并可以录入体检者调查问卷的答案信息。该管理中还可以进行调查问卷的修改，录入和修改问卷中皆需要提供重置功能。

（2）修改评估答卷。修改评估答卷的答题内容。

（3）审核评估答卷。答卷审核评估后，将提交到评估系统中进行评估。

（4）管理评估问卷。对评估问卷进行管理，包括删除、修改等操作。

（5）查看评估报告。查看评估报告数据。

（6）设置评估参数。包括评估问卷录入、体检数据录入。

（7）短信模板维护。对于评估的短信模板进行添加维护。

（8）邮件模板维护。对于评估的邮件模板进行添加维护。

（二）使用方法

1. 登录

双击“健康评估管理”图标，打开登录窗口。在登录窗口录入管理员分配的用户代码，按回车键后再录入用户密码（用户姓名根据事先设置会自动生成），然后单击“登录”即可进入系统。

2. 进入主界面

登录成功后，进入主界面窗口。主界面显示流程：建立档案→信息调查→评估分析→信息查询。

3. 操作步骤

（1）档案管理。档案管理包括建立档案、修改档案、删除档案、浏览档案。

1）建立档案。单击建立档案快捷按钮，在调出的“档案管理”树型导航栏内选择“建立档案”选项，调出“建立档案”窗口，完成保存后即可进入信息调查录入界面。

2）修改档案。单击“档案管理”树型图下面的“修改档案”选项，在档案编号编辑栏里录入要修改的档案编号，然后确定调出要修改的档案信息，修改之后单击“修改”按钮确定即可。

3）删除档案。若要删除档案，在“档案管理”树型导航栏内选择“删除档案”选项，调出“删除档案”窗口，找到要删除的档案记录，然后单击“删除”按钮，根据提示确定是否删除即可，也可在“编号”录入栏里录入要删除的档案编号后回车，调出要删除的档案，再单击“删除”按钮。

4）浏览档案。单击“档案管理”树型导航栏内“浏览档案”选项，调出“浏览档案”窗口，单击里面的“查找”按钮即可。

（2）信息调查。单击“信息调查”按钮调出导航栏。信息调查分五部分：当前状况、膳食营养、运动方式、生活习惯、体格检查。分别对应“目前健康状况及家族史”“膳食营养”“运动方式”“生活方式及习惯”“体格检查及实验室检查”。可以五部分录入完成后再保存，也可以录入完一个页面保存一个页面。如果对某个页面重新填写，需打开该页面，单击“重新填写”按钮。

（3）数据分析。在调出的“数据分析”窗口里录入编号后按回车键，调出该编号人员的数据分析窗口。在数据分析栏里列出单项报告和总的报告选项。单击相应的报告选项可在右面的窗体里进行预览。

最后的“评估报告”按钮是进行总的评估报告的预览。若要打印报告，单击“打印报告”按钮即可。

（4）信息查询。调出“信息查询”窗口录入查询条件，单击“查询”按钮，可以按编号、姓名、性别等查询。找到查询信息记录后可以进行“查看信息调查”“数据分析”“查看修改基本档案信息”“删除信息”“换编号”等操作。

1）调出“查询内容选择”窗口，选择“查看录入数据信息”和“查看数据分析报告”。选择不同的选项，单击确定，进行不同的查看操作。

2）查看修改档案信息。单击“基本信息”按钮会调出其档案信息，可以对该档案信息进行修改。

3）删除信息。单击“删除信息”按钮即可删除档案信息。

4）换编号。单击“换卡”按钮会调出“换卡窗口”，在里面录入新的编号，单击“确定”即可。

（5）数据备份与恢复。单击“系统维护”菜单，选择“备份恢复”子菜单，调出“备份恢复窗口”，单击按钮选择备份的路径。备份成功后系统会有“成功”提示，否则会有“失败”提示。

（6）操作员管理。单击“系统维护”菜单，选择“操作员”子菜单，调出“用户和密码窗口”，在这里进行用户的编辑和密码的修改。如增加一个新用户，单击“增加”按钮，调出“增加用户窗口”，按提示录入相应信息之后，确定即可。“修改”和“删除”操作同前。

（7）多次评估的操作。当对一个评估者进行第二次评估时，首先要把该评估者的当前评估信息结束后才能进行，结束操作则在“信息调查窗口”里单击“结束评估”。结束后成为评估历史记录，系统自动保存。如果想浏览评估历史资料，只要在“历史评估信息”复选框打上“√”再按回车键确定即可。

第三节　婴幼儿健康体检报告的编制与科学解读

健康体检报告是体检机构根据受检者的体检结果出具的体检总结报告。报告应当包括受检者的一般信息、体格检查记录、实验室和医学影像检查报告、阳性体征和异常情况的记录、健康状况描述及有关建议等。健康体检报告应当符合病历书写基本规范，可分为纸质报告和电子报告两种。

一、婴幼儿个人健康体检报告的编制与科学解读

（一）婴幼儿个人健康体检报告的编制

（1）将调查问卷中偏离健康生活的内容，按不同维度分类小结，使受检者及其家长对测试结果有清晰的认识和深刻的印象。

（2）将体检所获取的生理信息分类显示，便于受检者及其家长阅读。要求各个栏目名称规范，条目全面，检验检查和部分定量的仪器检查显示正常参考值。

（3）阳性指征或异常发现是指体检中所采集到的生理信息偏离正常值或参考值，问卷调查中发现的躯体症状和影响健康的危害因素。生理信息的阳性指征包括三种情况：第一，检验、检查数据达到了疾病的诊断标准，如低体重（2SD或低于第3百分位以下）、维生素A缺乏（夜盲症、结膜干燥斑或毕脱斑）。第二，检验、检查结果处于正常

与疾病之间，或不能成为独立的诊断标准。第三，结果虽在正常范围，但不是最佳状态。例如：乙肝五项检查结果全部为阴性，虽表示受检者没有感染乙肝病毒，但也说明受检者没有针对乙肝病毒的免疫力。

（4）体检建议是针对阳性指征，给受检者及其家长提出建议，包括：生活方式的调整、部分生理指标的复查监测、专科的深入检查与会诊、直接接受专科治疗等。体检建议的表达应该通俗易懂，便于受检者及其家长理解、掌握、实施。在体检建议之后，应该附有体检中心的咨询电话，以备受检者及其家长咨询并提供相应协助。

（二）婴幼儿个人健康体检报告的解读

体检报告的解读是通过健康管理师的分析、讲解，使受检者（家长）了解自身（幼儿）健康方面存在的问题、原因、危害、防治措施，为健康评估、健康教育、健康干预等后续服务的实施奠定基础。

（1）分析评估与调查问卷所采集的信息（历史信息与体检所采集的生理信息）相结合。将相关联的生理数据归类，如将身材矮小、低体重、维生素 A 缺乏症、佝偻病、锌缺乏症、肥胖等问题进行归类，再了解问卷中的有关遗传史，力求综合判断受检者的阳性产生的原因，使受检者（家长）了解自身（婴幼儿）健康问题产生的原因、所处阶段及危害，能深刻理解体检建议，提高受检者实施健康干预计划的依从性。

（2）制订干预计划。只有深入了解受检者的健康风险所在，了解产生风险的原因，详细解读报告，耐心细致分析风险因素与疾病之间的关系，才能确定干预的内容。如何制订并实施健康干预计划，请参照本书相关章节的内容。

二、婴幼儿团体健康体检报告的编制与科学解读

（一）婴幼儿团体健康体检报告的编制

团体体检报告包括体检计划的实施情况、群体主要健康问题、健康问题与环境的关系、健康教育和健康干预的重点内容、下年度体检时的注意事项等。

（1）项目设置。体检项目设置包括按性别、年龄分层，应到人数、实到人数，各个区域到位率，总到位率。

（2）发现主要问题。将阳性发现 / 异常发现汇总，按发生频次排序，以发生频次最高（如前 10 位、前 20 值）的健康问题为主，说明受检群体的健康状况。特别是影响健康的慢性非传染性疾病，并分析其形成因素。

（3）重要健康问题。将每种重要健康问题发生的婴幼儿信息分别列入表中，便于体

检中心回访、管理，为健康管理的实施提供信息保障。

（二）婴幼儿团体健康体检报告的解读

团体体检报告的解读往往采取健康讲座与个人咨询相结合的形式，使每个成员了解本单位（社区）的健康状况及自己的健康状况在团体中的相对位置。

（1）明确本单位的健康状况。在阐述本单位（社区）的主要健康问题的同时，将综合体检结果与年龄、性别相似的单位（社区）相比、与往年体检结果相比，发现本单位（社区）婴幼儿健康问题，提高全体婴幼儿（家长）的健康意识和紧迫感，形成有利于开展健康促进的氛围。

（2）分析健康问题与区域、环境、喂养方式、卫生习惯等的相关性。将健康的主要问题，与群体的地域、环境、喂养方式等特点相结合，发现其中的规律，例如，婴幼儿龋齿发病率较高，与爱吃甜点、晚上不刷牙等有相关性；容易发生口腔溃疡的婴幼儿，与喜欢吃煎炸、膨化食品有关。

（3）分析健康问题产生的共性因素。了解团体的生活习惯、托幼机构（家庭）的烹饪习惯（如油多、盐多、肉多、辛辣）、体力活动不足的人数比例，帮助社区、托幼机构深刻认识产生健康问题的原因，最大限度地利用现有条件开展群体性体育锻炼，改善饮食习惯，改善后勤保障品质（包括饮食、锻炼器材、场地等），为婴幼儿健康管理的实施奠定基础。

知识链接

铅中毒

铅中毒是由生活习惯和环境污染导致的常见中毒现象。用红丹粉（四氧化三铅）为原料制作皮肤护理用品，或与市售爽身粉混合使用，均可导致婴幼儿严重铅中毒；食用含铅皮蛋（松花蛋）或爆米花（旧式制作方法）；幼儿接触电子废物、含铅油漆等。浙江等地用锡壶作为调料容器盛放烧酒、醋、饮料等可导致全家铅中毒。

三、婴幼儿家庭健康评估和家庭访视

（一）家庭相关概念

1. 家庭

传统观念认为，家庭是两个人或多个人依靠婚姻、血缘、收养关系居住在一起的一个系统。现代观念认为，家庭是由彼此间有情感互动和责任感的两个或多个人组成的一个系统。

2. 家庭功能

（1）情感功能。家庭成员之间通过彼此相互理解、关心和情感支持，缓解和消除社会生活带来的烦恼、压力，从而维持均衡、和谐的心理状态，使成员体会到家庭的归属感和安全感。

（2）经济功能。满足成员的衣、食、住、行、教育、娱乐等基本需求。

（3）生育功能。繁衍、养育下一代，赡养老年人是家庭的主要功能。

（4）社会化功能。家庭还有帮助年幼成员从“生物人”逐步向“社会人”转化的功能。

（5）健康照顾功能。促进和维护成员的健康是家庭的基本功能。

（二）家庭健康评估

1. 家庭健康评估原则

（1）按需求从家庭成员中获得有价值的资料。

（2）正确分析资料，做出判断：认识家庭的多样性、避免主观判断、随时搜集资料和修改计划、充分利用其他医务工作者搜集的资料。

2. 婴幼儿家庭健康评估的内容及方法

（1）家庭结构图绘制。家庭结构图是提供整个家庭的构成及结构、健康问题、家庭人口学信息的图示。

（2）家庭基本资料搜集。家庭基本资料包括家庭名称、地址、电话、家庭环境、家庭成员的基本情况、家庭经济状况、家庭健康生活。其中，家庭健康生活作为评估重点，包括家庭生活周期、家庭生活事件、主要生活方式、家庭健康观念、自我保健及利用卫生资源的方法途径。

（3）家庭关怀度指数测评。家庭关怀度指数测评表又称家庭功能评估表，是用来检测家庭功能的问卷，反映个别家庭成员对家庭功能的主观满意度。由于回答的问题少，评分容易，该表可以粗略、快速地评价家庭功能，包括：

1）适应度（Adaptation）。家庭遭遇危机时，利用家庭内、外部资源解决问题的能力。

2）合作度（Partnership）。家庭成员分担责任和共同做出决定的程度。

3）成熟度（Growth）。家庭成员通过相互支持所达到的身心成熟程度和自我实现程度。

4）情感度（Affection）。家庭成员相爱的程度。

5）亲密度（Resolve）。家庭成员间共享相聚时光、金钱和空间的程度。

（三）家庭访视

家庭访视是为了促进和维持个体和家庭的健康，与服务对象进行有目的的交往活动，其根本目标是协助服务对象及其家属提高生存质量。家庭访视的内容包括行为干预、功能锻炼、服药的重要性和自我监测。

家庭访视是社会步入家庭的一种尝试，要求健康管理人员具有临床医学、心理学、营养学、预防医学、药理学、社会学等相关知识，能独立处理访视过程中遇到的各种疑难问题和突发事件。

四、婴幼儿健康状态分析评估报告

一般情况下，社区或托幼机构应对每个婴幼儿建立健康档案，每年组织婴幼儿全面体检一次，包括：身高、体重、心肺功能、血常规等检查和营养状况评估；每半年测身高、视力一次；每季度测量体重一次，形成婴幼儿健康状态分析评估报告。

（一）婴幼儿健康状态分析评估报告中常见的问题

1. 低体重

体重低于同龄、同性别婴幼儿体重正常参照值的均值减两个标准差（<–2SD）或低于第 3 百分位。常见原因有家族性矮小症、营养不良、反复呼吸道感染、严重心肾疾病、肠寄生虫病、结核病、慢性消化不良、神经性厌食等。

2. 超重

体重大于同龄、同性别婴幼儿体重正常参照值的均值加两个标准差（<+2SD）或超过第 97 百分位。常见原因有婴幼儿膳食结构不合理、能量摄入过多、不健康的饮食行为。

3. 营养相关性疾病

婴幼儿因某种必需营养素缺乏时可表现为生长减缓、停滞或虽继续生长，但身体出现该营养素耗竭导致特定的缺乏征兆，如：Ⅰ型营养素缺乏症（维生素 A 缺乏、维生素 D 缺乏性佝偻病、铁缺乏等），Ⅱ型营养素缺乏症（蛋白质－能量营养不良、锌缺乏症等）。

4. 心理和行为发育障碍

婴幼儿在某种生理缺陷、功能障碍或不利环境因素作用下出现心理活动和行为异常的表现，如偏食、腹痛、肥胖、神经性厌食、睡眠障碍等。

知识链接

儿童行为障碍的表现

1. 孤独与迟钝：这种孩子常不合群，对集体活动或游戏均不感兴趣，自己生活在幻想之中，所以表现冷淡，说话少，反应迟钝。

2. 恐惧和胆怯：与勇敢的孩子相反，恐惧和胆怯的孩子怕黑暗，怕空旷，怕见生人，怕独处一室。这种恐惧紧张往往造成失眠、梦魇、易哭、懦弱和缺乏自信。

3. 固执与韧性：孩子表现为对抗的态度，稍不遂意即哭闹、打滚，以拒食来表示反抗，坚持自己无理的要求。

4. 暴怒：孩子脾气暴躁，不如意即大哭、大闹、叫喊、扔东西、踢人、咬人、以头撞墙等。还有一种比较特殊的表现是孩子哭叫一两声或大哭之后，突然呼吸停止，面色发紫，随之抽搐或“昏死”过去，好一会才恢复过来，医学上称为屏气发作。

5. 顽固性习惯：表现为吸吮手指、咬指甲和衣襟等。本来吮吸动作系一种与生俱来的生理反射，但如果任其发展会成为一种不良习惯。

资料来源：父母学堂 . http://www.ci123.com/article.php/1228.

（二）纠正婴幼儿相关健康问题的对策

（1）合理调整膳食结构，养成不挑食、不偏食的良好饮食习惯。

1～2 岁的幼儿身体发育迅速，需要吸取许多营养物质，应增加餐次，供给富有营养的食物，每日供给奶或相应的奶制品不少于 350 毫升，要注意供给蛋和蛋制品、半肥瘦的禽畜肉、肝类、加工好的豆类及切细的蔬菜类等。

3～6 岁的幼儿活动能力增强，除了以上饮食原则外，食物的分量还要增加，并逐步让幼儿进食粗粮，引导幼儿养成良好的饮食习惯。同时，让幼儿每日保持一定的户外活动。

（2）定期为婴幼儿进行体检，检测身高、体重、血色素及钙、锌等微量元素。

（3）加强婴幼儿营养知识的健康教育普及工作。托幼机构、社区要进一步加大对科学育儿知识的宣传力度，通过制作婴幼儿营养知识专栏、开展现场咨询活动、举办科学育儿知识讲座等方式增强营养健康知识。

（4）对有心理、行为发育障碍的婴幼儿，采取个别游戏、日间看护、领养看护、住院治疗、团体治疗等方法进行干预。

本书附录中有儿科常用评估量表、儿童生长发育评估表、儿童行为发育评估量表、儿童健康检查服务技术规范，供读者参考。

本章小结

本章具体介绍了婴幼儿健康风险评估的功能及基本原则；讲述了婴幼儿健康风险评估的主要种类、基本模块、基本方法与步骤，以及基于婴幼儿功能监测的健康管理模式、婴幼儿体格发育评价和生长监测、婴幼儿健康风险沟通、婴幼儿健康评估系统；并对婴幼儿个人及团体健康体检报告的编制与科学解读、婴幼儿家庭健康评估、家庭访视和婴幼儿健康状态分析评估报告进行了讲解。

同步练习

一、名词解释

婴幼儿健康风险评估　婴幼儿体格发育评价　婴幼儿生长监测　婴幼儿健康风险沟通　家庭访视

二、简答题

1. 简述婴幼儿健康风险评估的主要种类与基本功能。
2. 简述如何开展婴幼儿体格发育评价和生长监测。
3. 简述婴幼儿健康体检报告编制与科学解读的注意事项。

三、思考题

1. 如何优化婴幼儿健康风险评估工作流程与方法应用？
2. 改进婴幼儿健康状态分析报告工作的注意事项有哪些？

四、拓展学习与实践

1. 熟练掌握特定婴幼儿健康管理评估系统的操作方法，尝试生成一份针对特定婴幼儿健康风险评估的报告。

2. 分组练习编写针对特定婴幼儿健康风险评估的报告及科学解读提纲，或针对特定社区、托幼机构婴幼儿群体的健康体检报告或婴幼儿健康状态分析报告。

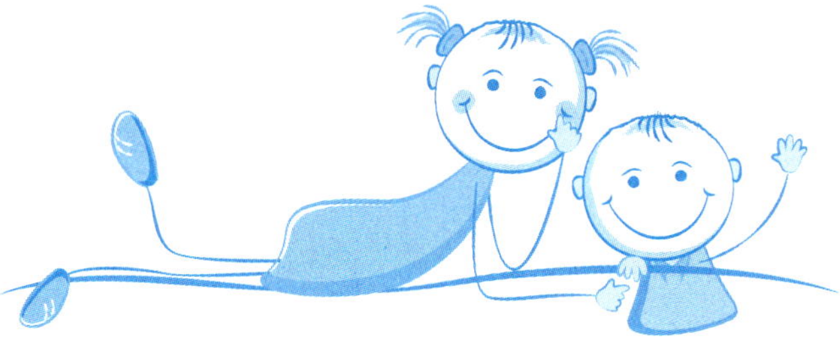

第七章　婴幼儿健康教育指导

学习目标

1. 了解婴幼儿健康教育的目标。
2. 掌握婴幼儿健康教育的内容。
3. 掌握婴幼儿健康教育评价的标准与方法。

学习重难点

1. 掌握婴幼儿健康教育的概念。
2. 熟悉婴幼儿健康教育的实施要点。
3. 掌握婴幼儿健康教育评价的要素与内容。
4. 掌握婴幼儿健康教育的基本途径与主要举措。

学习方法

1. 自主学习与集体讨论相结合，深入理解婴幼儿健康教育相关的基本概念。
2. 重视调查研究，积极参加婴幼儿健康教育实训活动，学习撰写有关试试或评价方案。

教学建议

1. 引导学生积极参加婴幼儿健康教育项目实训，加强集体讨论与反思。
2. 重视指导学生开展婴幼儿健康教育活动实施与评价方案撰写训练。

第一节　婴幼儿健康教育及其质量的提高

什么是婴幼儿健康教育？有人认为“婴幼儿健康教育就是开展体育活动”；有人认为“婴幼儿健康教育就是培养日常生活中的卫生习惯”；有的老师在工作中比较注重给婴幼儿提供安全、保护性的环境，但这些都忽略了婴幼儿自身安全意识和自我保护能力的提高。《幼儿园教育指导纲要》明确指出：幼儿园必须把保护幼儿的生命和促进幼儿的健康放在工作的首位，结合幼儿的生活进行安全、营养和保健教育，提高幼儿的自我保护意识和能力。

一、婴幼儿健康教育概述

（一）婴幼儿健康教育的概念

婴幼儿健康教育是对幼儿进行有目的、有计划、有组织的健康教育活动。它是通过开展健康服务、创设健康环境来预防婴幼儿身心疾病的发生，并提高其身心健康水平的有关理论和方法的综合学科。

（二）婴幼儿健康教育的意义

1. 婴幼儿健康教育是保证婴幼儿全面发展的基本条件

婴幼儿健康教育的目标是促进和保证婴幼儿在德、智、体、美等方面的全面发展。婴幼儿的全面发展必须有健康教育和卫生保健措施的保证才能得以实现。因此，必须重视婴幼儿的健康教育，促进婴幼儿身心健康，方能保证其全面发展。

促进儿童健康成长
离不开健康教育

2. 幼儿健康教育是保护婴幼儿健康成长的特殊需要

婴幼儿时期是婴幼儿身体和心理处于生长发育的阶段，婴幼儿机体的免疫功能还不健全，容易感染多种传染病；各组织器官生长发育不成熟，比较娇嫩，易受损伤；心理发展迅速，易受多种因素影响，易发生多种行为问题和心理异常。因此，根据婴幼儿的生理、心理特点，积极开展健康教育，可以消除危险因素，纠正不良的生活、卫生、行为习惯，减少发病率，对促进婴幼儿正常生长发育具有特殊的意义。

3. 加强婴幼儿健康教育有利于人口素质的提高

婴幼儿的身心健康直接关系国民的素质和国家的前途。科学技术的进步，国家经济的发展，乃至整个社会文明的进步，在根本上都取决于人口素质的提高。婴幼儿健康教育效果的好坏，明显影响个人素质和民族素质。因此，进行婴幼儿健康教育是提高人口素质的关键之一。

（三）婴幼儿健康的标志

婴幼儿健康是一个动态的过程，只有及时了解、准确评价婴幼儿的健康状况，才能更积极地改进和完善健康教育工作。根据对健康概念的认识，我们主要从健康的三个方面对婴幼儿的健康标志进行探讨。

1. 身体健康

婴幼儿的身体健康是指婴幼儿生长发育良好，体形正常，各个组织与器官结构完整、正常，没有生理缺陷，对内、外部环境具有一定的适应能力，体能不断增强。

生长发育良好表现为体形正常，身高、体重、胸围、头围等项目的指标符合世界卫生组织推荐的《0～6岁儿童体格心智发育评价标准》，生理机能指标和生化指标符合健康标准。

适应能力增强主要表现在婴幼儿对于环境因素的变化（如对气温变化）具有一定的适应能力，对疾病的抵抗能力增强。

婴幼儿的活动能力发展正常主要表现在各种基本动作，如会爬、坐、站、走时，动作的准确性和协调性逐步提高，活动的耐力不断增强。

2. 心理健康

一般来说，婴幼儿的心理健康主要表现在以下几个方面：

第一，动作发展正常。人的动作与脑的形态及发育状况关系密切，特别是婴幼儿躯体大动作和手指精细动作的发展水平处于正常范围，这是心理健康的基本条件。

第二，认知发展正常。良好的认知能力是婴幼儿学习和生活的基本条件，婴幼儿认知能力的发展如果明显滞后或发展不良，则会导致婴幼儿的心理发展异常。

第三，情绪健康。情绪健康是心理健康的重要组成部分，积极的情绪状态可以提高婴幼儿活动的效率，有利于心理的健康；消极的情绪则常常引发婴幼儿心理健康问题。

第四，性格特征良好。性格是人对现实稳定的态度以及与之相适应的习惯化的行为方式，是个性中最核心、最本质的部分。健康的婴幼儿，一般表现出热情、勇敢、自信、主动、合作等，心理不健康者往往表现出冷漠、胆怯、被动、孤僻等。

第五，无严重的心理卫生问题。婴幼儿由于处于特殊的年龄阶段，极易产生心理卫生问题。婴幼儿的心理卫生问题常通过特定的行为表现出来，如多动、口吃、遗尿。

3. 社会性发展良好

婴幼儿社会性是指婴幼儿在生物特性的基础上，在与环境相互作用的过程中形成社会规范，掌握社会技能，学习社会角色，获得社会性需要、态度、价值观。其良好的社会性发展表现为：

第一，社会适应能力较强，能尽快地融入集体生活。

第二，人际关系良好，乐于与他人交往，掌握一定的人际交往技能，具有较好的人际交往能力。婴幼儿在与他人交往的过程中，学习共享、互助、平等与友爱，能够满足自身的心理需要，心理健康得以维持和发展。

第三，自我意识发展良好，有一定的自我调控能力，能主动地应对各种压力，调节自身与环境的平衡。

（四）影响婴幼儿健康的因素

健康是诸多相互交叉、渗透、影响和制约的因素作用的结果。婴幼儿的身体、心理和社会适应的健全状态既有赖于他们所处的良好的自然环境和社会环境，也有赖于其自身生物学因素及生活方式。

1. 环境因素

（1）自然环境因素。

自然环境因素包括化学因素、物理因素和生物因素等。有些是自然界固有的，有些是人为的，但都以自然因素的形态对幼儿的健康产生影响。有一些社会环境因素，也可以以自然因素为中介，间接地影响幼儿的健康。

视野拓展

世卫儿童健康风险报告：孩子被化学品包围

2007 年 7 月 27 日，世界卫生组织发布的《评价与接触化学品有关的儿童健康风险原则》（以下简称《报告》）指出："每年约 300 万名 5 岁以下孩子死于跟环境相关的疾病！”这份长达351页的报告由18个国家24位专家共同完成，首次讨论了环境中的化学物质在儿童不同生长阶段带来的危害。

“孩子不是小个子的成人，”世界卫生组织区域间研究组组长特里博士在报告中表示，“他们特别脆弱，接触环境污染物后的反应比成人严重得多。例如，孩子的肺部直到8岁仍没发育完全，空气污染物可能影响他们的肺部发育，导致急性呼吸道疾病。”此外，和成人相比，孩子呼吸空气更快，每千克体重消耗的食物和水也更多，还爱在地上打滚、把手放进嘴里等，这使他们更容易接触化学污染。

报告透露，在全球所有疾病中，30%由环境因素引起；而这些环境因素引起的疾病，40%发生在5岁以下的孩子身上。每年约有300万名5岁以下的孩子死于跟环境有关的疾病。报告还指出，贫困和营养不良的儿童受环境因素的影响最大。在世界最贫困的地区，每5名孩子中就有1名在5岁以下死亡。

资料来源：世卫儿童健康风险报告：孩子被化学品包围 .（2007-08-07）［2021-01-10］. https://health.sohu.com/20070807/n251454537.shtml.

化学因素是影响婴幼儿健康的自然因素的主要方面。在自然环境中，婴幼儿摄入体内的化学物质过量或者不足，均可致使他们遭受伤害。例如，幼儿对蛋白质、维生素、无机盐等营养素摄入过量或不足，都可引起相应的病症。

物理因素是影响婴幼儿健康的自然因素的另一个方面。气候的变化、空气湿度、气压或气流的突变、电离辐射、噪声等物理变化都会影响婴幼儿的健康。例如，长期高强度的噪声刺激会使婴幼儿大脑皮层及自主神经系统出现功能紊乱，产生头晕、嗜睡或乏力等一系列症状。

生物因素是影响婴幼儿健康的自然因素的又一个方面。婴幼儿经由饮食、饮水、呼吸、皮肤接触、医疗事故等途径，可感染各种致病性细菌、病毒及其他各类致病的微生物，从而引起相应的疾病。

（2）社会环境因素。

人不但是生物的人，而且是社会的人。人的健康除了受自然环境因素的影响外，也受社会环境因素的影响。婴幼儿与社会其他人群一样，都生活在具有复杂关系的社会体系之中。这个体系中的各种因素，包括政治制度、社会经济关系、社会地位、文化变迁、教育水平等，都会直接或者间接地影响婴幼儿的健康。

建设健康的社会环境是一个规模浩大的系统工程，有赖于社会的经济实力，社会只有投入相当的财力和资源，方能改善社会的环境。因此，社会经济是影响婴幼儿健康的一个不可或缺的条件。

文化由人类创造，又影响着人类的发展及对客观事物的认识和控制能力。社会环境对健康产生的影响，往往与社会文化的变迁有关，特别是与工业化、都市化、生活现代技术化以及地理上的人口流动等因素造成的文化变迁有更为紧密的联系。作为生活在社会文化背景中的婴幼儿，其健康也会不可避免地受到这种因素的影响和制约。

婴幼儿所处的社会地位及所接受的教育也是影响他们健康的社会因素中的一个。有证据表明，较低社会阶层的人比中上阶层的人有更高的患病率和死亡率。其原因是多方面的，人的社会地位也影响了人接受教育的程度，而教育能改善人的认识、态度和行为，从而提高人的健康水平。

2. 保健设施的易得性

婴幼儿卫生保健设施为婴幼儿提供卫生保健服务。保健设施的易得性程度，包括保健设施的完善程度和服务质量等，直接影响着婴幼儿的健康状况。

在我国，儿童保健的社会服务是由保健管理机构、保健业务机构以及其他部门结合而形成的一个儿童保健网络。近年来，随着人们对健康概念认识的深化以及医学模式的改变，心理学工作者、社会学工作者、教育工作者和精神病医师等也加入了儿童保健的行列，儿童心理保健机构应运而生，改变了以往重视儿童身体保健、忽视儿童心理保健和社会适应能力培养的倾向，从而将儿童保健工作的水平推上了一个新台阶。

3. 生物学因素

在影响婴幼儿健康的生物学因素中，遗传是重要的因素之一。亲代通过遗传传递给子代的性状是多方面的，除体态、体质、行为等方面外，还可以传递给子代一些隐性的或显性的遗传疾病或缺陷。

知识链接

同卵双生和异卵双生的对比研究

对同卵双生和异卵双生的对比研究为遗传因素对儿童健康的影响作用提供了理想的材料。同卵双生的孪生子由于遗传型相同，无论是在外貌、指纹、血型、抗体型、生理、生化等方面，还是在遗传性疾病的发生等方面都极为相似。遗传因素在儿童行为方面的影响作用较为复杂。有研究表明，同卵双生的孩子不仅在情绪、活力（包括个人速度）、思维能力和抽象能力等方面比异卵双生的孩子更具相似性，还表现出了从儿童时代到成人期种种倾向的不变性。

医学事业的发展使一些严重威胁健康和生命的传染病和常见病得以控制，发病率已大为下降，而遗传性疾病在人类疾病中所占的地位日益突出。目前，已发现遵循孟德尔式遗传规律的人类遗传病有 300 种左右，每 100 个新生儿中有 3 ～ 10 人患有各种不同类型的遗传病。虽然有些治疗方法可以矫治或缓解一些临床症状，或者预防疾病的发生，但是目前尚无根治的方法。

4. 生活方式

生活方式是一个复杂的综合概念，是在一定历史时期和社会条件下各民族、阶级和社会群体的生活模式，包括衣、食、住、行、娱乐、社交等方面。

随着工业化、都市化、信息化时代的到来，社会的物质和文化不断丰富，现代生活方式中文明、科学和先进的成分会对保护和增进婴幼儿健康起到积极的影响。然而，其中的一些消极因素也会对婴幼儿的健康产生负面影响。

二、提高婴幼儿健康教育的质量

婴幼儿的健康教育是指促进婴幼儿健康成长，依据婴幼儿身心发展的特点而进行的系统性教育活动，对婴幼儿的发展具有独特的价值。健康是婴幼儿身心和谐发展的结果，增强婴幼儿的健康不仅能提高婴幼儿期的生命质量，而且有益于多种疾病的早期预防。

关注和促进婴幼儿的身体健康和心理健康，是婴幼儿阶段保育和教育的首要任务，这不仅关系婴幼儿当前的健康状况，还会对其未来的发展乃至一生的健康产生重要、深远的影响。为此，我们可以从以下四个方面来提高婴幼儿健康教育的质量。

（一）明确健康教育的目的和任务

必须把保护婴幼儿的生命和促进婴幼儿的健康放在工作的首位，树立正确的健康观念。健康教育要以实现婴幼儿的身心健康为目标，提高婴幼儿对健康的认识水平，帮助婴幼儿逐步形成有益于健康的行为和习惯，提高自我保健和自我保护的意识和能力，逐渐学会以健康的方式来生活，实现身心和谐健康发展。

（二）选择适宜于儿童的教育方法

婴幼儿健康教育的方法一般有观摩、共同讨论、自我学习、动作技能练习、感知体验等。教育过程中既要高度重视和满足婴幼儿受保护、受照顾的需要，又要尊重和满足他们不断增长的独立需要，避免过度保护和包办代替，鼓励并指导婴幼儿自理、自主地尝试。

（三）注重日常行为的引导

（1）培养自理能力。根据婴幼儿的需要，建立科学的生活常规，培养婴幼儿良好的饮食、睡眠、盥洗、排泄等生活习惯和生活自理能力。

（2）培养卫生习惯。教师和家长在生活中要和孩子们一起争当“环保小卫士”，培养婴幼儿养成良好的卫生习惯，保持环境卫生。

（3）培养健康饮食习惯。婴幼儿的饮食必须符合儿童体质。要培养婴幼儿养成健康的饮食习惯，有意识地向婴幼儿灌输一些饮食制作及营养价值的健康观点，使他们在潜移默化中认识到偏食的危害。

（四）加强婴幼儿健康教育的管理

1. 加强婴幼儿健康教育的法律法规建设

我国在加强关于健康教育方面的法律法规建设方面已经做了较多的工作，如《中华人民共和国母婴保健法》(2017 年修订)、《全国儿童保健工作规范（试行）》、《托儿所幼儿园卫生保健管理办法》、《健康中国行动——儿童青少年心理健康行动方案（2019—2022 年)》，教育行政部门和学校的管理部门要贯彻落实上述文件精神，进一步加大管理的力度，并能建议和督促相关法律法规制定部门进一步完善健康教育方面的规章制度。

2. 提高托幼机构健康教育人性化管理的水平

要制定合理的托幼机构管理制度，这在很大程度上有利于工作的顺利进行。因此，在制定托幼机构管理办法时要遵循人性化的原则，既要尊重教师和婴幼儿的权益，又要起到加强管理的作用。具体做法主要有如下三个方面：第一，赋予教师一定的教材选择权；第二，给予婴幼儿一定的自由时间；第三，实行问责制。对婴幼儿的各项事宜都安排专人负责，一旦出现问题，直接找负责人。可见，托幼机构实行人性化管理，对健康教育的实施会起到重大的推动作用。

3. 建立家庭、社会和托幼机构相互合作的工作平台

仅依靠托幼机构，婴幼儿健康教育收不到长远的效果。需要建立一个各部门和人员之间相互合作的、有效的工作平台，包括正式和非正式的健康教育课程，创建一个安全和健康的学校环境，提供适当的健康服务，并且促使家庭和社区广泛参与，三者之间积极配合，才能更好地实现婴幼儿健康教育的目标。

第二节　婴幼儿健康教育的目标

婴幼儿健康教育的目标是构成婴幼儿健康教育活动的第一要素和前提，是教师进行婴幼儿健康教育的指导思想和制订相应教育计划的依据。婴幼儿健康教育目标既是婴幼

儿教育总目标的有机组成部分，又是婴幼儿健康教育的特殊要求。

婴幼儿教育目标结构

一、婴幼儿健康教育目标的确定

婴幼儿健康的总目标包括教育目标和管理目标，二者有机地构成“目标管理”系统。

在国家幼儿教育总目标的宏观指导下，我国幼儿园教育目标结构包括各教育领域和分类目标、幼儿身心素质发展目标、学段目标、单元主题教育目标及一个个具体教育活动目标。这是通过“综合—分析—综合”思维过程形成的纵横交叉、有机结合的目标系统。

二、制定婴幼儿健康教育目标的科学依据与注意事项

（一）依据社会发展的客观要求

首先，婴幼儿教育具有社会属性。教育是人类特有的社会活动，其职能是把人类历史上积累的知识、经验、技能、思维方式、精神文明、优良素质、民族传统等，有计划、有组织、有目的地传播给下一代，培养为社会服务的人。

其次，教育要受社会性质的制约。不同的社会、不同的阶级或社会集团，总是根据自身的利益和需要来规定培养新一代人的方向。社会主义的婴幼儿教育，要为婴幼儿入小学打好基础，为造就一代新人打好基础，培养社会主义事业建设者和接班人。

最后，教育任务必须适应社会发展需求。一个国家在不同的发展阶段，对新一代人应具备的素质要求是不同的。20 世纪 80 年代以来，强调在丰富婴幼儿知识、经验的过程中，要注重开发智力和才能、培养良好个性、发展社会性品质和适应能力等。进入 21 世纪，要求进一步深化教育改革、全面推进素质教育，运用现代教育技术、开拓创新教育，强调培养创新精神和实践能力等。

（二）依据婴幼儿身心发展规律及婴幼儿需求

全面促进婴幼儿素质和谐发展是婴幼儿教育的中心任务。发展包括身体和心理两个方面。前者指身体的正常发育和体质的增强；后者指知识技能的获得，生活经验的丰富，智力才能的开发，思想品质的培养，以及情感、兴趣、爱好、志向和性格发展等。由于婴幼儿“身”“心”是一个有机统一的整体系统，所以必须保证二者同步、协调、和谐发展，即常说的“德、智、体、美全面发展”。婴幼儿身心发展是有规律的，既有连续性，又有阶段性，如果对婴幼儿提出过高、过难或过低、过易的教育要求，都违背婴

幼儿身心发展规律，达不到发展潜能的目的。所以，制定教育目标必须以婴幼儿身心发展的客观规律和要求为依据。

视野拓展

背唐诗不如诵儿歌

幼儿背唐诗，是许多年轻家长的追求，因而，一些家长教孩子念唐诗，让孩子在亲朋好友面前背唐诗的现象屡见不鲜。孩子在上学前就能背唐诗，貌似不错，可是，这种做法违背了幼儿的身心发展规律，是弊大于利的。

唐诗是古代文人墨客的佳作，遣词造句极其精练、含蓄，诗句大多由单一的字词组成，有时为了行文的需要，颠倒字词的正常顺序。这一切，与现在人们的语言习惯大不相同。幼儿尚处于学习语言的初始阶段，凝练的唐诗，要让幼儿读诵、读懂，并受到教育，谈何容易？因此，建议年轻家长少让孩子背唐诗，不妨让他们多吟诵一些儿歌。

众所周知，幼儿感知事物是从表象入手的，这就决定了他们乐于听取具体形象的话语。儿歌正是以其生动活泼的语言方式，迎合了幼儿的口味，容易切入幼儿的心灵，发挥多方面的作用。

资料来源：新浪亲子 . http://baby.sina.com.cn/edu/09/2107/1152142174.shtml.

（三）依据婴幼儿教育的启蒙性质

婴幼儿教育是启蒙教育。这是因为婴幼儿对客观世界的认识尚处于朦胧阶段，还不能分门别类地接受系统科学知识。这一启蒙性质的特点是：

第一，婴幼儿认识的内容应是婴幼儿周围生活环境中所常见的、有代表性的、具体形象的、浅显易懂的自然知识和社会知识。我们对婴幼儿进行启蒙教育的内容包括让婴幼儿认识客观世界的具体事物，认知物体的形态、结构、色彩、气味、大小、长短、粗细等外部特征及数量关系、时空关系；知道事物的名称、用途、与人们的关系；学会排序、比较异同和分类，了解事物之间或自然现象之间的相互联系、因果关系等，并不要求婴幼儿掌握抽象的理论。

第二，对婴幼儿认知的要求虽是粗略的、浅易的，但必须是科学的、唯物的、辩证的。

第三，婴幼儿教育的方式应形象、具体、直观、生动活泼，并要求多种形式、手段、方法合理结合，综合运用，创设立体、开放的教育环境。

第四，强调婴幼儿教育不以传授知识的多少为主要目标，重在发展婴幼儿素质，开发婴幼儿智能和创造性才干，培养良好个性品质，提高适应社会环境能力等。

总之，把握婴幼儿教育的启蒙性质，在于严格区别于小学教育，防止小学化或成人化倾向，使教育目标确实建立在婴幼儿教育工作规律的基础上。

只有把握好上述三个方面的依据，才能确立起科学的教育目标。

第三节　婴幼儿健康教育的内容

婴幼儿健康教育与婴幼儿教育其他领域息息相关。《幼儿园教育指导纲要》提出了幼儿健康教育的内容与要求。依据该纲要的要求，结合近年来婴幼儿健康教育的研究成果，婴幼儿健康教育领域的内容可以大致分为以下六方面：日常健康行为、饮食营养、身体生长、安全保护、心理健康、体育锻炼。

一、日常健康行为

（一）生活自理能力

培养进餐、穿衣、睡眠、如厕、盥洗等方面良好的自理能力。

（二）良好的作息习惯

按时睡眠，定时、定量饮食，定时大小便、洗漱，每天有规律地学习。

（三）清洁卫生习惯

讲究个人卫生，养成勤洗手、勤洗脚、勤洗头和勤换衣、勤剪指甲、爱理发等卫生习惯，学会使用自己专用的手帕、面巾和浴巾、茶杯、纸巾等，特别是在咳嗽、打喷嚏时，会使用手帕或纸巾捂住口鼻，不挖鼻孔。

（四）学习卫生习惯

养成良好的阅读、绘画、写字、唱歌等习惯，坐、站、行、睡姿势正确，注意用眼卫生，保持书籍、文具和玩具的清洁，养成自己整理活动用具的习惯。

（五）美化周围环境的卫生

了解自然环境中的花草树木、禽兽鱼虫、阳光、水土与人的生存和身心健康的关系，认识环境污染对人的危害及保护环境的重要性，懂得保护和美化环境与增进健康的关系，爱护周围环境，养成关心和自觉保护周围环境卫生的习惯，初步具备环保意识，逐步形成保护环境的社会责任感。

二、饮食营养

（1）认识一些常见食物，喜欢吃各种食物，初步了解常见食物的营养价值。

（2）平衡膳食，知道应该食用各种食物，不偏食、不挑食；知道要多吃富有粗纤维的蔬菜、富有营养的黑色食品等；主动饮水，少吃零食，多吃水果。

（3）初步感受中外饮食文化的不同，如餐具、食物、习惯等的区别。

三、身体生长

（1）认识身体主要器官的构造及功能，包括口、眼、耳、鼻、皮肤、心脏、胃、大脑、食道等，知道上述器官在人体的位置，了解它们的基础知识、功能和保护方法。

（2）积极配合疾病预防与治疗，了解常见疾病，如感冒、发烧、拉肚子等；知道生病的原因，如着凉、细菌感染等。知道及时添加衣物、积极参加体育锻炼、饮食营养均衡能预防疾病。

（3）逐步学习科学简洁的性别知识，形成正确的性别认同和性别角色意识；教师要因势利导，帮助幼儿形成健康的性别心理，正确处理幼儿的性别游戏；矫正玩弄生殖器和大腿摩擦等不良习惯。

（4）探索生命现象的兴趣，能区分生命物和非生命物，初步理解生命的概念；主动探究生活中常见生命物，关心照顾动物、植物，珍爱生命。

视野拓展

幼教工作者应善于挖掘孩子的潜能，培养他们多方面的能力。下面是教育幼儿认识生命的案例。

［活动设计］

幼儿性别教育不仅包括幼儿性生理（生命起源、怀孕与出生过程、生殖器官、身体结构和特征、两性差异的认识），也包含心理（性别角色的认识与发展、爱与情感的建立），以及社会发展（两性交往互动、家庭的初步认识、性别保护和性别尊重）。因此，这次活动的设计主要是通过科学、社会教育的形式，让幼儿认识生命，爱惜生命，感恩父母。

大自然是一部真实的百科全书，蕴藏着巨大的生命资源。自然界的生活是直观的、具体的、现实的、丰富的，是目的、意义与价值的源泉。这次活动通过让幼儿观察周围环境，了解周围大自然中的各种生命现象，满足幼儿的好奇心和求知欲，感受生命的美好，萌发幼儿珍惜生命、爱护生命，保护、尊重各种生命的情感。

[活动目标]

1. 在户外参观过程中，幼儿感受到植物和动物都是有生命的，每个生命都是来之不易的。

2. 幼儿了解有生命的物体是不断生长变化的，生长过程中会遇到各种阻碍，生命是脆弱的。

3. 初步萌发幼儿的生命保护意识，保护身边的花草树木、鸟兽鱼虫，珍惜生命。

[活动准备]

1. 幼儿园有种植园和饲养区，幼儿有种植蔬菜和饲养动物的经验。

2. 关于动植物的图片、动植物生长变化的片段视频。

[活动过程]

一、播放多媒体让幼儿观察，感受生命的生长变化

1. 观看图片，认识有生命的事物。

播放两组图片，一组是有生命的物体，一组是无生命的物体，让幼儿观察比较两组图片的异同。在这一环节中，幼儿初步感知有生命体和无生命体的特征，并加以区分。

2. 观看视频，了解生命的生长变化。播放植物的种植—发芽—生长—开花—结果—枯萎的过程，以及动物的生长繁殖视频。

幼儿讨论：植物和动物分别是怎样成长的，它们在成长过程中会遇到哪些阻碍？（了解生命成长的不容易）

二、户外观察，感受身边的生命

1. 种植区、饲养区观察。

组织幼儿到种植区，观察自己种植的蔬菜有什么变化；然后到饲养区，观看饲养的动物相比之前有什么变化。

师：这些蔬菜都长得高高的，小动物们也都越来越壮，小朋友们是怎样照顾这些蔬菜和动物的？

幼：……

2. 到幼儿园的花园观察，渗透保护花草、动物的感情。

组织幼儿观察花园里都有哪些植物、动物。

师：小朋友们，你们觉得花园美吗？为什么呢？

幼：……

师：因为有各种各样的花朵、小草，还有鸟、蝴蝶等，它们让我们的花园很美丽。所以我们不可以摘花、随意践踏小草，不能伤害小动物。爱惜每一个生命，即使它是很微小的。

[活动结束]

小朋友们，今天我们看了图片和视频，还在户外观察植物、动物，了解到了这些植物和动物都是有生命的物体。它们在适宜的环境中努力成长，就跟小朋友们一样，在父母、亲人的照顾下慢慢长大。我们要小心呵护每一个的生命，即使它很微不足道，像周围的小花、小草、蚂蚁等。

[活动延伸]

让幼儿在家里种植喜欢的植物，或者饲养一只小动物。将植物或动物的成长过程、幼儿的照料过程记录下来，让其感受生命的成长，培养对生命的尊重和热爱。

资料来源：幼教早教 . http://m.oh100.com/peixun/youjiaozaojiao/123476.html.

四、安全保护

（1）了解及遵守日常生活中的安全常识与规则，过马路、乘坐交通工具、玩大型运动器械时能注意安全。

（2）认识常见安全标志，遵守交通规则，初步形成自我保护意识。

（3）了解应对意外事故（如火灾、雷击、地震、台风等）的常识，掌握基本的求生技能。

五、心理健康

（一）培养社交能力

学习感知和理解他人的情感，对他人的情绪给予合适、积极的反应；学习轮流、合作、分享、互助的技能，乐于助人，能够与同伴共同生活、友好相处，遇到困难会请求帮助；有初步的公平竞争意识和行为，正确对待输赢；懂得基本的生活礼节，如做客、待客、倾听他人说话等。

（二）学习表达和调节自己情绪的方法

情绪愉快，知道快乐有益于健康；学习用语言和非语言（神态、表情、动作等方式）

表达、调节消极的情绪；学习用自我说服、诉说、转移注意力、宽容等方法调节情绪；学习合理宣泄愤怒、畏惧、忧虑、委屈、厌恶等消极情绪，增强自尊、自信和自我控制能力等。

（三）无心理卫生问题

在集体生活中情绪安定、习惯良好，能够基本正确地认识、评价和调节自我，乐于与同伴交往，形成安全感与信任感；增强积极的自我意识，没有明显的心理卫生问题。

（四）锻炼独立生活和学习能力

学习自己的事情自己做，不依赖他人；在学习和游戏中能独立思考并解决问题，能独立操作完成任务；体验独立自主获得成功的愉快感，拥有良好的个性心理品质。

六、体育锻炼

（1）培养积极参加体育活动的兴趣。

（2）掌握身体活动的知识和技能，包括走、跑、跳、钻爬、投掷、平衡、攀登等基本动作及有关知识。

（3）基本体操练习和队列队形练习，包括徒手体操、轻器械操，口令、信号与动作；列队，变化队形练习。

托幼机构还可以根据周围的自然和社会环境组织婴幼儿进行各类活动和游戏，如与沙、土、水、石等相关的体育游戏。

第四节　婴幼儿健康教育实施

一、实施婴幼儿健康教育应遵循的原则

（一）主体性原则

婴幼儿健康教育期望婴幼儿尽快形成各种健康行为，但不是强加给婴幼儿众多的行为规范，而是创造有益于婴幼儿主动、积极地发挥健康潜能的教育环境。健康知识的传播着眼于婴幼儿的内化程度，健康态度的培养着眼于婴幼儿的情感体验，健康行为的养成着眼于婴幼儿的主动性、自觉性。从婴幼儿主体性视角分析，婴幼儿健康行为的发展可以分成四个层次：第一层次，经他人帮助的健康行为，如只有在成人的亲自照料下婴幼儿才能进

行的就餐行为；第二层次，经他人提醒的健康行为，如教师要求下的洗手行为；第三层次，自我努力的健康行为，如婴幼儿在成人开导下吃不喜欢但有营养的食物；第四层次，主动化的健康行为，如将瓜皮果壳随手扔进垃圾箱、不随地吐痰等。因此，实施婴幼儿健康教育时，应尽可能发挥婴幼儿的主体性，使其逐渐养成自觉的健康行为。

（二）整合性原则

托幼机构的健康、语言、社会、科学、艺术五个领域只是对婴幼儿教育内容的一种相对划分，婴幼儿的发展是整体的、和谐的，各发展领域不是割裂的，而是有机联系、相互关联和相互支持的。一方面，婴幼儿健康教育与其他领域内容的整合应该体现一种自然的有机整合，即要围绕健康教育的主题设计，将其他领域的目标渗透于其中；另一方面，婴幼儿健康的价值和婴幼儿成长的特点决定了托幼机构在进行任何领域的教育时都必须将维护和促进婴幼儿的健康放在首位。因此，健康领域在其他领域中的整合是非常必要的，也是切实可行的，比如，在画画、看书时提醒婴幼儿端正坐姿、正确握笔、手眼保持一定距离等。

（三）生活性原则

陈鹤琴先生认为，儿童离不开生活，生活离不开健康教育；儿童的生活是丰富多彩的，健康教育也应把握时机。婴幼儿健康教育的出发点与归宿是培养婴幼儿的健康行为，根本目的是提高婴幼儿的生活乃至生命质量，婴幼儿健康教育的主要内容涉及婴幼儿生活的全部范畴。因此，婴幼儿健康教育是生活教育，应当在盥洗、进餐、清洁、睡眠、锻炼、游戏等日常生活的每一环节渗透健康教育理念。

托幼机构应该重视创设健康的物质生活环境，比如，园内设置警示标志、玩具架上的归类标志、自来水龙头旁的洗手图示、进餐时讲解营养或配备轻音乐等，让物体与空间有益于婴幼儿的健康。托幼机构还应当积极构建健康的心理生活环境，重点关注构建和谐的班级氛围、平等的师幼关系与互帮互助的家园关系等。

（四）科学性原则

婴幼儿的学习活动离不开教师的支持，而教师的知识结构、能力水平等关系到教师如何更好地引导婴幼儿达到教育目标。健康教育是以生物科学、健康科学以及行为科学等学科为基础的，因此，教师需要具备充分的健康知识与能力。

婴幼儿健康教育是启蒙而规范的教育，虽然浅显易懂，但健康技能的培养常常需要一步到位。例如，刷牙技能、进餐习惯的培养等，一开始就需要是正确、规范的教育。

在婴幼儿教师设计、准备婴幼儿健康教育活动时，科学的健康教育理念与健康知识必不可少，特别是婴幼儿身体发育与保护、营养配餐、疾病防护等相关知识结构需要不断完善。

（五）体验性原则

健康教育绝非健康知识的单纯灌输，而是婴幼儿通过直接感受健康的生活方式带来的益处、不良的行为习惯可能带来的健康威胁，进而体验到健康教育的意义，形成健康的意识、行为。婴幼儿健康体验的过程是在问题的引导下，通过主体亲历问题解决的探究活动，获得一定的认识、情感和行为。问题是婴幼儿健康体验的导向，探究是婴幼儿健康体验的核心，认识的提高、态度的改善和行为（或行为倾向）的形成是婴幼儿体验的结果。

知识链接

在婴幼儿心理健康教育中，尤其要关注婴幼儿的体验，如给一些自信心较弱的孩子创造条件体验成功的喜悦时，其内心的情绪体验能有效地调动其内在情感，由此建立“我也行”的信心，有效地调动他们参与活动的积极性。对于婴幼儿来讲，原有经验、对活动的投入程度、生理条件等内部因素会影响婴幼儿的体验；同伴的经验与行为、教师的教学行为、操作材料的性质以及婴幼儿所处的情境的性质等外部因素也会影响婴幼儿的健康体验，通过健康教育中的感知体验以及探究体验行为，促使婴幼儿逐渐养成主动的体验习惯，强调婴幼儿真切地体验而非虚假地迎合成人，会使婴幼儿健康教育的效果更为长远有效。

二、婴幼儿健康教育实施的途径与形式

（一）婴幼儿健康教育实施的途径

1. 生活活动

生活活动是婴幼儿在园活动的重要组成部分，包括入园、进餐、睡眠、盥洗、间歇活动、自由活动、离园等与婴幼儿的生活直接相连的活动。对婴幼儿来讲，身体的发展、基本生活习惯和生活能力的形成是最为重要的目标，因此生活活动在婴幼儿课程中占据重要地位。

2. 游戏活动

托幼机构以游戏为基本活动已成为大家的共识，“游戏就是课程，课程就是游戏”，这是婴幼儿教育区别于学校教育的一个显著特点。婴幼儿通过各类游戏，可以发展动作技能、语言能力、想象力和创造力。游戏时是婴幼儿最快乐的时候，在游戏中，婴幼儿可以了解个人与环境的关系，缓释情绪，促进情感与社会性的发展。当然，并不是所有的游戏都对婴幼儿的发展有利，这需要教师在游戏中帮助婴幼儿，成为婴幼儿的游戏伙伴，帮助他们做出恰当的选择，发挥游戏的教育功能。

3. 教学活动

我们强调教育过程中婴幼儿的主动性，但并不能削弱教师对婴幼儿的积极影响。由于婴幼儿身心发展的不成熟，教师有责任和义务帮助、教育婴幼儿。在教学过程中强调教师、婴幼儿双主体作用，主张教与学、活动与指导的有机统一。在选择课程内容时完全从婴幼儿的兴趣出发，既不考虑哪些知识是婴幼儿必须掌握的，也不考虑如何帮助婴幼儿整理、扩充，而是提供自然、零散的日常经验，使之概括化、系统化。

4. 环境教育

对于婴幼儿来说，环境不仅是“隐性课程”，婴幼儿的发展是在其主动与环境的相互作用的过程中获得的。对于婴幼儿，环境是会说话的，环境会引发与其相应的行为模式。“环境是我们的第三位教师”，经过精心设计的环境对婴幼儿可以起到暗示作用，诱发婴幼儿积极的行为。因此，创设优质保教环境，对于保障婴幼儿健康教育活动顺利开展具有重要意义。

5. 家庭与社区

早在 1927 年，陈鹤琴先生就说过：幼稚教育是一种很复杂的事物，不是家庭一方面可以单独胜任的，也不是幼儿园一方面能单独胜任的。托幼机构的教育和家庭教育要优势互补，充分调动家庭因素以补充教育资源，使家长和教师在合作的过程中共同完成婴幼儿教育。

（二）婴幼儿健康教育实施的形式

1. 集中性活动

集中性活动主要指在教师指导下进行的活动。教师通过介绍、解释、演示、表演等形式，将所要讲授的内容传授给婴幼儿。

2. 分散性活动

分散性活动是多种多样的，也是我们研究的重点。婴幼儿大部分时间都在进行分散性活动。分散性活动更能体现婴幼儿的个性，更能发挥教师对婴幼儿的个别指导作用。

3. 独自活动

婴幼儿单独在一个他认为安全的狭小空间里时，会发挥自言自语及想象的能力，做自己最高兴的事情。满足婴幼儿的这种需要也体现出对婴幼儿的尊重。

4. 区角活动

为了保证婴幼儿的充分活动，要在区角为婴幼儿提供丰富的游戏材料，给婴幼儿充分的自主权，让婴幼儿按照自己的方式去探索、学习、发展。在活动区里，婴幼儿的个性能得到充分的发展，各种需要得到满足，容易形成对未知事物积极的探索态度，有利于婴幼儿形成自信心，使其个性品质得到发展。

5. 自由活动

给婴幼儿自由活动的空间和时间，让婴幼儿能根据自己的意愿做自己想做的事情，满足孩子自由交往的需要，这对于成长中的婴幼儿也是一种教育活动。

托幼机构教育的实施需要有一个良好的环境，不论怎样去划分婴幼儿在托幼机构的活动，最终是要作用于婴幼儿身上。婴幼儿在托幼机构的每一个环节都会给婴幼儿提供不同的学习经验，我们应当有效地发挥各个环节的作用，科学合理地安排婴幼儿一日生活，并将良好的教育理念渗透到婴幼儿生活的各个环节之中。

第五节　婴幼儿健康教育评价

一、婴幼儿健康教育评价目的

婴幼儿健康教育评价是指在系统、科学和全面地搜集、整理婴幼儿健康教育信息的基础上，对婴幼儿健康教育的社会价值和个人价值做出判断的过程。它包括对婴幼儿健康教育整体规划的评价，对婴幼儿健康教育目标、内容、组织形式和方法的评价，对进行健康学习的婴幼儿的评价，对进行健康指导的托幼机构教师及其他相关人员的评价。婴幼儿健康教育评价是科学制订婴幼儿健康教育计划的基础和依据。通过评价能够把握婴幼儿健康教育的现状，准确发现存在的问题，及早采取干预措施，改善婴幼儿的健康水平，促进婴幼儿健康发展。婴幼儿健康教育评价可以检查是否通过健康教育促进了婴幼儿健康态度和健康行为的改变，是否激发了婴幼儿学习健康知识的积极性，是否达到了健康教育的预期目的。

婴幼儿健康教育评价可以考查婴幼儿健康教育设计方案有哪些优缺点，为进一步改进提供依据。

二、婴幼儿健康教育评价原则

（一）实效性原则

评价必须注重实际效果，这是婴幼儿健康教育评价的最大特点。注意两点：一是通过健康教育活动的开展，重点评价婴幼儿的知识、态度、行为习惯的改善情况，以健康行为习惯的形成率为最重要的评价指标；二是注重评价婴幼儿生长发育水平、身心健康状况、疾病的控制情况等。

（二）综合性原则

综合运用多种评价方法、多种评价指标，综合分析健康教育各要素协同作用的结果，在评价健康教育活动时，要进行过程、影响和结果的综合评价。

（三）客观性原则

客观科学地确定评价标准，不能主观臆断或掺杂个人感情，标准一经确定，就不能在评价过程中随意改变。

（四）定性和定量相结合原则

教育现象有的可定量测量，有的可定性描述，有的需先定性再定量。将定量与定性测量结合起来，才是健康教育评价科学进行的有效方法。

（五）效果和目标相结合原则

对被评价对象取得的健康教育效果和健康教育目标的完成状况进行判定，目的在于肯定成绩，找出问题，明确方向，提高教育质量。

三、婴幼儿健康教育评价标准与方法

婴幼儿健康教育评价方案是整个婴幼儿健康教育评价过程的计划和蓝图，是实施评价工作的基本工具。它是评价组织者根据婴幼儿健康教育评价的目的，遵循婴幼儿健康教育活动的客观规律，在评价实施前拟订的有关评价的目的、内容、范围、方法、手段、程序和预期结果的纲领性文件，是婴幼儿健康教育评价准备阶段最核心的任务。评价方案必须明确评价的目的和内容，确定评价标准，设计好表格及其他文件，落实评价工具。

（一）学前儿童健康教育评价标准与指标

1. 健康知识－健康态度－健康行为状况

健康知识：口头测定，前后对照实验。

健康态度：积极主动还是消极被动。

健康行为：对学前儿童的生活、行为、习惯等进行评价，这是非常重要的指标。

2. 生长发育指标达成情况

形态指标：身高、体重、围度等。

生理功能指标：血压、脉搏、肺活量等。

心理发展指标：智商、社会适应能力等。

3. 疾病统计指标

主要指患病率、发病率。

4. 卫生保健工作状况

主要指对健康环境和健康服务的检查与评价。

（二）学前儿童健康教育评价方法

1. 观察法

观察法可分为自然观察和控制观察两种。自然观察，即在不加控制的自然状态下对婴幼儿的行为进行观察，可以是直接观察（即研究者在自然条件下，直接用自己的眼睛、耳朵等各种感觉器官去感知和观察评价对象），也可以是间接观察（即研究者不直接目睹观察对象，而是通过某些中介来观测对象）。控制观察，即控制被观察者的条件，或对观察条件做某种处理，以观察其行为反应或变化。

知识链接

运用观察法评价幼儿洗手的及时性和干净程度。在自然观察状态下，判定幼儿洗手属于下面的哪种情形：

A. 在成人的强烈要求之下，有时甚至是强迫之下幼儿才洗手

B. 成人帮助洗手时幼儿能够很好地配合

C. 在成人提醒之下幼儿自己洗手

D. 饭前、饭后、活动后幼儿都能主动用肥皂把手洗干净

2. 问卷法

问卷法是指研究者将所要研究的问题编成问题表格的形式，邮寄或分发给有关人员填写，从而搜集资料的一种调查手段。这是用书面方式进行的调查，具有间接访问的性质。它包括问卷和调查表两种形式，前者主要用于征询被调查者的态度、看法、意见、建议等；后者则偏重于了解一些必要的事实或数字，因此亦称为“填表法”。

3. 访谈法

访谈法是最常用的一种获取资料的方法，是指研究者通过与调查对象或有关人员进行面对面的接触和有目的的谈话，直接搜集材料的一种评价手段。通常用于评价婴幼儿的个性，以及对健康教育的态度等。访谈法对于年龄较小、缺乏书面语言能力的调查对象，具有独特的优越性。运用访谈法也需要预先编制、设计问题，其问题的设计与问卷法类似。

（三）评价结果的应用

在婴幼儿健康教育评价中，可根据实际情况采用多种方式整合、分析、检验、反馈评价结果，使评价结果能够更好地应用到婴幼儿健康教育实践中去，对被评对象发挥最大的激励作用，尽量避免副作用，使评价更为有效。

总之，对婴幼儿健康教育评价方案的基本要求是：目的明确、内容具体、指标科学、标准客观、步骤清楚、程序规范、方法简便科学且具可操作性。在实践中，应根据不同的评价目的和需要来确定婴幼儿健康教育评价方案的内容。

知识链接

儿童生长发育的评价标准

生长发育评价标准是评价个体或集体婴幼儿生长发育状况的统一尺度。它是用横断面调查方法，搜集大量的儿童集体生长发育正常值，用统计学方法，按性别、年龄计算出各种指标的均值、标准差、百分位数、回归系数等，并根据这些统计数据做出发育图、表。这些资料称为该地区近几年儿童生长发育评价标准。

世界卫生组织提出，衡量婴幼儿生长发育的科学的标准是：年龄比身高、年龄比体重和身高比体重。年龄比身高和年龄比体重是指相对于某一年龄来说应有的身高和体重。但仅年龄比体重和年龄比身高，并不能反映幼儿的体型是否匀称，因为匀称也是健康的标准。

四、婴幼儿健康教育评价要素与内容

从广义上讲，婴幼儿健康教育评价涉及多个方面。它既包括对婴幼儿健康教育活动的评价，又包括对婴幼儿本身生长发育和发展状况的评价（即对婴幼儿的知识－态度－行为状况的评价和对婴幼儿的生长发育指标达成情况的评价），还包括卫生保健工作状况评价等许多方面。这些方面对婴幼儿健康教育的效果都起着直接或间接的作用，只有综合分析、评价，才能客观、真实地反映婴幼儿健康教育的全貌。但如果就婴幼儿健康教育的实质以及教育的效果进行评价，则主要涉及婴幼儿在健康认知水平、健康意识与态度、健康行为和习惯这三个方面的评价。

综合看，健康教育的目标包含丰富健康知识、改善健康态度、形成健康行为三个方面，但它的着眼点是行为，它要达到的最终目标是促使人们建立与形成有益于健康的行为。形成健康行为对婴幼儿来讲更重要，因为婴幼儿阶段是一个人行为和习惯形成的最重要的时期。因此，婴幼儿健康教育评价的重点应放在婴幼儿健康行为的建立与养成上。

（一）婴幼儿健康教育活动评价

婴幼儿健康教育活动评价是婴幼儿健康教育评价重要的组成部分。具体来说，有三种不同层次的评价。

1. 过程评价

过程评价是对婴幼儿健康教育活动及其计划执行的情况进行评价，主要包括对婴幼儿健康教育活动的目标、内容、组织形式、组织方法等方面的评价。从评价指标来看，婴幼儿健康教育活动中的认知发展目标、情感与态度目标以及行为训练目标本身就是婴幼儿健康教育评价的具体指标。评价时可以参照以下内容来进行：

（1）活动目标是否科学、合理、可行。目标的设置必须符合婴幼儿的身心发展特点，并且通过活动能够对婴幼儿的身心发展起到促进作用；目标的制定能够切合本地实际情况，做到切实可行。

（2）活动内容是否具有兴趣性。活动内容必须符合婴幼儿的兴趣和需要，因此活动内容必须在婴幼儿的兴趣点上生成。

（3）活动过程是否具有快乐性。婴幼儿在活动中是否情绪愉快、活泼轻松，是否能够积极、主动地参与。

（4）物质环境和活动材料是否具有个体性。物质环境和活动材料是否能够照顾到不同婴幼儿的发展水平，是否能够满足不同婴幼儿的兴趣爱好。

（5）活动结果是否具有发展性。教育活动能否在不同程度上促进婴幼儿的身心发展，能否有利于健康行为的养成。

在幼儿健康教育的评价中，作为教师，可以通过对婴幼儿在教学活动中的表现以及在日常生活中表现出来的态度和行为进行观察而做出评价，也可以通过向婴幼儿提问来获取有关的信息。教师还应该与家长取得联系，了解婴幼儿在家中的态度和行为表现，以此来对健康教育的效果和婴幼儿的发展状况进行深入的评价。

视野拓展

儿童“爱护牙齿”主题活动目标

第一，知道保护牙齿的基本常识。

第二，掌握刷牙的正确方法。

第三，能逐渐养成早晚刷牙的良好习惯。

那么，在这一主题的健康教育活动之后，其评价的指标便可设定为：

1. 幼儿能说出应该刷牙和漱口的时间。
2. 幼儿在没有成人帮助的情况下能知道刷牙的正确方法。
3. 幼儿在家中能自觉地在起床后和睡觉前刷牙。
4. 幼儿刷牙的方法基本正确。

资料来源：代广辉．浅析幼儿园健康教育中的几个问题．家教世界·现代幼教，2012（2）．

总之，对婴幼儿进行健康教育，就是要使婴幼儿在健康意识和健康认知上获得提高，并最终形成有益于健康的行为和习惯。

2. 影响评价

影响评价是评价婴幼儿的知识、态度和行为是否因为健康教育活动的干预而发生改变。健康教育的目的是促进婴幼儿健康行为习惯的养成，因此，对婴幼儿合理的、健康的行为应给予强化；对于不合理的、不正确的行为应加以引导，促使其将消极因素变为积极因素。客观来讲，人的行为的改变过程是一个复杂的过程。人的行为水平有四个层次：被动性行为、自发性行为、自觉性行为和自动性行为。这四种行为层次的相对难度不同，最低层次是被动性行为，最高层次是自动性行为。自动性行为的实现既不需要外力的监督，也不需要自己的意志努力，而是自然、自动的行为，也就是形成了习惯。因此，在影响评价时应考虑各方面因素，特别是对行为改变的规律要有足够的认识。

3. 终极评价

健康教育活动是否解决了大部分婴幼儿的健康问题，这是婴幼儿健康教育评价的终极层次。有关终极评价的客观性、有效性问题仍是今后有待深入研究、解决的一个问题。

（二）婴幼儿的知识－态度－行为状况评价

婴幼儿的知识－态度－行为状况评价，是通过对婴幼儿的健康知识、健康态度和行为习惯的养成状况进行调查，评价健康教育的效果，进一步了解婴幼儿对健康教育的需求。具体而言，主要包括以下三个方面。

1. 健康知识

对婴幼儿健康知识水平的评价，通常采用前后对照测试的方法。对婴幼儿来说，考虑其认知水平的特点，一般通过口头测试来了解他们对健康知识的掌握情况。

2. 健康态度

对婴幼儿健康态度的评价，主要是指对婴幼儿执行和保持健康行为的积极态度进行评价。

促进婴幼儿的健康发展，离不开成人的指导，更需要婴幼儿的主动参与。因此，对婴幼儿健康态度的评价，也是健康教育评价的重要一环。对婴幼儿进行健康态度的评价，主要考察婴幼儿是积极主动还是消极被动地执行和保持某一健康行为。

3. 健康行为

对婴幼儿健康行为的评价，主要是指对婴幼儿良好的生活、卫生、品德行为习惯等的形成率进行评价。

总之，为了促进婴幼儿的健康发展，应该让婴幼儿积极地发挥其健康潜能，主动地参与健康评价的过程，通过这样的自我评价更有助于其健康态度和健康行为的形成。

（三）婴幼儿的生长发育指标达成情况评价

生长发育是婴幼儿及青少年期所特有的生理现象，既包括身体方面的变化，也包括心理和社会适应能力等方面的变化。因此，婴幼儿的生长发育指标应该包括身体、心理和社会适应能力等多个方面。目前，最常见的评价婴幼儿生长发育的指标分为形态发育指标和生理功能指标两大类。

（四）卫生保健工作状况评价

婴幼儿卫生保健工作状况评价包括对婴幼儿健康服务和健康环境的评价。

1. 对婴幼儿健康服务的评价

对婴幼儿健康服务的评价是针对婴幼儿的一切卫生保健措施的评价，包括卫生保健工作的领导、管理和组织（如建立伙食管理委员会、心理咨询小组），保教、保健人员的培训，卫生保健制度的制定，各种保健资料存档，保育、保健职责的落实等。

2. 对婴幼儿健康环境的评价

对婴幼儿健康环境的评价包括物质环境和精神环境的评价两个方面。

物质环境评价主要包括婴幼儿基本用房及活动场地等空间条件及其合理使用情况，玩具、教具、家具、设备的拥有及充分利用状况，室内外环境的通风、采光、绿化、安全、卫生状况等。可以通过用具消毒合格率，环境卫生状况，厨房设备及用具卫生状况，活动室、寝室等的空气质量测定等指标进行评价。

精神环境评价主要包括教师与教师之间、教师与婴幼儿之间、婴幼儿与婴幼儿之间的关系是否融洽，是否充满温馨的情感气氛，是否有利于婴幼儿与人交往、互助、合作与分享，是否能够经常地满足婴幼儿的活动、生活、安全等各种需要，能否针对不同婴幼儿的需要与特点进行个别照顾、个别指导和个别咨询等。对精神环境各因素的分析，需要经过反复多次深入观察与了解，才能做出比较适宜的判断。

本章小结

本章系统阐述了婴幼儿健康教育及其质量的提高、婴幼儿健康教育的目标、婴幼儿健康教育的内容、婴幼儿健康教育的实施和幼儿健康教育的评价。通过学习，可以了解婴幼儿健康教育目标的制定、内容选择、课程实施以及评价等实施要点。

同步练习

一、名词解释

婴幼儿健康教育　婴幼儿健康教育评价　婴幼儿健康教育影响评价

二、简答题

1. 简述婴幼儿健康教育的内容和实施途径。

2. 简述婴幼儿健康教育的实施策略。

3. 简述婴幼儿健康教育评价的主要内容。

三、思考题

1. 讨论分析目前婴幼儿健康教育的途径与形式存在的问题及改进措施。

2. 讨论分析婴幼儿健康教育评价应重点加强其在知识水平、意识教育和行为习惯等方面的评价。

四、拓展与实践

1. 进一步检索阅读与婴幼儿健康教育相关的书籍，深化对相关基础知识的理解。

2. 在调查研究的基础上，尝试为特定托幼机构撰写一份幼儿健康教育评价方案。

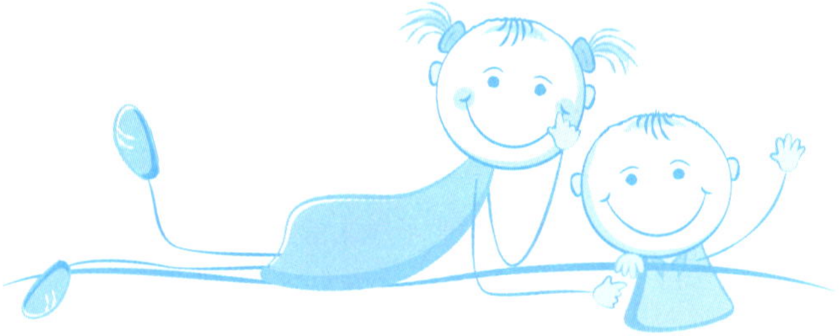

附录

附录一 儿科常用评估量表

序号	名称	适用年龄（岁）	应用
1	中国一韦氏儿童智力量表	7～16	通过评价儿童知识面、抽象能力、数概念、记忆力、言语智力、注意力等能力从而综合评估儿童智力。
2	中国一韦氏婴幼儿智力量表	4～7	通过评价儿童记忆、语言发展、推理能力、概括能力、注意集中能力、常识等能力从而综合评估儿童智力。
3	Gesell 量表	1/12～36/12	通过动作、应物、言语、应人等能力评价儿童的粗大、精细运动，对外界刺激物的分析和综合能力，言语发展基础能力以及对现实社会文化的个人反应。
4	贝利婴幼儿发展量表	2/12～26/12	通过智力量表、运动量表评价儿童的感知敏锐性、辨别力、对外界的反应能力，早期获得物体恒常性、记忆、学习及解决问题的能力，发声语言交往以及早期形成的概括和分类能力以及身体控制程度、大肌肉运动、手指精细操作的能力，再结合婴幼儿行为记录帮助医生了解儿童目前的状况及偏离正常范围的程度。
5	0～6岁儿童神经心理发育量表	1/12～6	通过大运动、精细运动、适应能力、语言、社交行为五个项目评估儿童智龄及发育商。
6	儿童适应行为评定量表	3～12	评定儿童适应行为发展水平；诊断或筛选智力低下儿童；帮助制订智力低下儿童教育和训练计划。

续表

序号	名称	适用年龄（岁）	应用
7	儿童体格发育与营养状况评价	0～18	帮助医生了解儿童生长发育情况。
8	儿童行为量表（CBCL）	4～16	内容较全面的一种行为量表。
9	Conner 父母问卷	3～17	主要用于筛查儿童或青少年的各种行为问题。
10	Conner 简明症状问卷	3～17	主要用来筛选儿童或青少年行为问题（特别是多动症），是临床上应用最广泛的量表，其特点是方便、快捷，能在短时间内对儿童行为问题进行评估。
11	儿童孤独症家长评定量表		从 15 个主要方面对孤独症儿童进行评估，是主要适用于医师或儿童心理测验专职人员的他评量表。
12	Peabody 运动发育评估	6～72 月	测评儿童的运动发育水平（包括各种原因导致的运动发育障碍的儿童）： 1. PDMS-2 的结果可以用来评估小儿相对于同龄儿童的运动能力。 2. GMQ 和 FMQ 可以进行比较，以确定小儿运动能力是否存在相对分离。 3. 由于对个人技能的定量和定性两方面都做出评估，因此，PDMS-2 对教育性和治疗性干预有价值，既能识别缺陷，又可转化为个别化训练的目标。 4. PDMS-2 可用于评估小儿的进步情况。 5. 可用于研究各种儿童群体运动发育性质、运动能力在学业成就中的作用，以及各种运动干预的效果。

附录二　儿童生长发育评估表

姓名：　　　　性别：　　　　出生日期：　　　　评估日期：

年龄	分类	项目	评估方法	通过标准	评估结果
1岁1～2个月	大动作	爬楼梯	父母在楼梯上逗宝宝爬上来。	能手足并用爬1～2级台阶。	
	精细动作	搭积木	父母示范搭两块积木，推倒后，鼓励宝宝模仿。	搭高两块即可。	
		套圈	父母示范将直径10厘米的彩色圈套在垂直的棍上，让宝宝模仿。	模仿套5个。	
	言语	说儿歌最后一个字	父母念三字儿歌，鼓励宝宝说出每个儿歌最后一个押韵的字。	能说两句儿歌最后一个字。	
	认知	认颜色	让宝宝从多种颜色的积木中挑出红色。	能挑出红色。	
		认几何图形	在有圆形、方形、三角形的形板中，让宝宝挑出图形。	能挑出和放入。	
	行为	听到叫名字	父母在宝宝背后叫他的名字。	理解叫自己并走过来。	
	自理	控制大小便	观察宝宝在大小便时能否用语言表达或自己主动去坐便盆。	能用语言表达或主动坐便盆。	
1岁3～4个月	大动作	抛球	站在宝宝对面，鼓励宝宝将球抛过来。	会举手过肩并抛出。	
	精细动作	搭积木	父母示范，鼓励宝宝模仿。	能搭高四块积木。	
	言语	知道自己名字	父母问“你叫什么名字?”，让宝宝回答。	能正确回答。	
		背儿歌	父母念儿歌，让宝宝说出押韵的字。	能脱口说出押韵的字。	
	认知	认自己的家	带宝宝上街，回来时让宝宝做向导。	能认识自己的家。	
		认几何图形	在有圆形、方形、三角形的形板中，让宝宝挑出图形。	能挑出和放入。	
	行为	照料娃娃	父母说“娃娃病了”，让宝宝去照顾。	表示同情，并给宝宝盖被、喂饭。	
	自理	会自己吃饭	鼓励宝宝自己用勺吃饭。	能独立吃半顿饭。	

续表

年龄	分类	项目	评估方法	通过标准	评估结果
1岁 5～6 个月	大动作	扶栏上楼	父母在旁监护，鼓励宝宝自己扶栏上楼梯。	能上1～2级台阶。	
		跑步	父母站在宝宝对面，叫他（她）过来。	能跑过来，但需要父母扶。	
	精细动作	投篮入盆	父母用拇指、食指拿稳小球，拿到盆上方时说“放开”，使小球落入盆内，让宝宝照做。	能放4～5个。	
	言语	使用“有没有”	在宝宝注视下，父母将玩具熊放在枕头下，问宝宝“有没有青蛙呀”。	宝宝回答“有熊，没有青蛙”。	
	认知	认识自己的物品	将宝宝的物品和父母的物品放在一起，让宝宝找出自己的。	能找出三件以上自己的物品。	
	行为	替父母拿东西	吩咐宝宝替父母拿东西，如水杯、板凳、拖鞋等。	按吩咐正确拿来三种以上。	
	自理	端杯水喝	父母倒半杯温水交给宝宝。	自己捧杯喝水。	
1岁 7～8 个月	大动作	抛球	父母递给宝宝一个球，宝宝按指定方向抛球。	能朝不同方向抛球。	
		追球跑	父母将球踢出。	宝宝追球跑。	
	精细动作	搭积木	父母拿出积木盒，鼓励宝宝搭高楼。	能搭6块以上。	
	言语	分辨声音	听视听设备的声音或父母模仿各种声音，如风声、下雨声、火车声、汽车声、动物叫声等，让宝宝回答是什么声音。	能说5种以上。	
	认知	配对	父母将实物放在桌上，让宝宝从旁边的图卡中找出相应图卡和实物放在一起。	能配成3对。	
	行为	同伴关系	带宝宝去游乐园，鼓励宝宝和同伴交往。	喜欢和小朋友一起玩。	
	自理	解裤子	大小便时，父母鼓励宝宝拉开松紧带，解裤子。	基本会做。	

续表

年龄	分类	项目	评估方法	通过标准	评估结果
1岁9～10个月	大动作	爬上椅子够玩具	将玩具放在桌上，鼓励宝宝去取。	先上板凳后爬上椅子（父母协助）。	
	精细动作	穿珠子	父母先示范，宝宝模仿。	能穿5个以上。	
	言语	会用代词	经常教宝宝用“我”代替名字，让宝宝拿属于自己的东西，问宝宝“这是谁的衣服、谁的床”，鼓励宝宝说“我的衣服、我的床”。	用“我”代替宝宝的名字。	
		背诵数字	教宝宝背诵数字1～5。	很快便学会数数。	
	认知	知道用途	父母将日常用品肥皂、碗、水杯等放在桌子上，问宝宝“这是做什么用的”。	能答4种以上。	
	行为	表达需要	注意观察宝宝是否会用词表达自己的需要。	会说3种以上。	
	自理	自己吃饭	让宝宝坐在自己的位置上，放好他的饭碗和勺子。	独立吃饭，不用父母喂。	
1岁11～12个月	大动作	双脚跳	鼓励宝宝双脚跳离地面。	能跳2次以上。	
	精细动作	翻书	父母示范一页一页地翻书，让宝宝照做。	每次1页，连续翻3页以上。	
	言语	背儿歌	让宝宝背一首他喜欢的儿歌。	能背诵整首。	
		辨认职业	父母摆出不同职业的头像，让宝宝辨认。	能说出3种以上。	
	认知	懂自然现象	父母经常给宝宝解释自然现象，向宝宝提问，如“现在是白天还是晚上，是晴天还是雨天”，启发宝宝回答。	能说对5种。	
	行为	集中注意力	父母给宝宝讲故事，观察宝宝注意力集中情况。	2分钟以上。	
	自理	戴帽穿衣	出门时让宝宝自己戴帽子，父母配合穿衣。	会戴帽子。	

附录三　儿童行为发育评估量表

项目	1 月龄	2 月龄	3 月龄
大运动	□ 1 抬肩坐起，头竖直片刻	□ 11 拉腕坐起头竖直短时	□ 21 抱直头稳
	□ 2 俯卧头部翘动	□ 12 俯卧头抬离床面	□ 22 俯卧抬头 45°
精细动作	□ 3 触碰手掌紧握拳	□ 13 花铃棒留握片刻	□ 23 花铃棒留握 30s
	□ 4 手的自然状态	□ 14 拇指轻叩可分开 *	□ 24 两手搭在一起
适应能力	□ 5 看黑白靶 *	□ 15 即刻注意大玩具	□ 25 即刻注意胸前玩具
	□ 6 眼跟红球过中线	□ 16 眼跟红球上下移动 *	□ 26 眼跟红球 180°
语言	□ 7 自发细小喉音 ^{2}R	□ 17 发 a、o、e 等母音 ^{2}R	□ 27 笑出声 ^{2}R
	□ 8 听声音有反应 *	□ 18 听声音有复杂反应	
社会行为	□ 9 对发声的人有注视	□ 19 自发微笑 ^{2}R	□ 28 见人会笑
	□ 10 眼跟踪走动的人	□ 20 逗引时有反应	□ 29 灵敏模样
项目	**4 月龄**	**5 月龄**	**6 月龄**
大运动	□ 30 扶腋可站片刻	□ 40 轻拉腕部即坐起	□ 49 仰卧翻身 ^{2}R
	□ 31 俯卧抬头 90°	□ 41 独坐头身前倾	□ 50 会拍桌子
精细动作	□ 32 摇动并注视花铃棒	□ 42 抓住近处玩具	□ 51 会撕揉纸张
	□ 33 试图抓物	□ 43 玩手	□ 52 扒弄到桌上某块积木
适应能力	□ 34 目光对视 *	□ 44 注意小丸	□ 53 两手拿住积木
	□ 35 高声叫 ^{2}R	□ 45 拿住一块积木，注视另一块积木	□ 54 寻找失落的玩具
语言	□ 36 伊语作声 ^{2}R	□ 46 对人及物发声 ^{2}R	□ 55 叫名字转头
	□ 37 找到声源		□ 56 理解手势
社会行为	□ 38 注视镜中人像	□ 47 对镜有游戏反应	□ 57 自喂食物 ^{2}R
	□ 39 认亲人 ^{2}R	□ 48 见食物兴奋 ^{2}R	□ 58 会躲猫猫

续表

项目	7 月龄	8 月龄	9 月龄
大运动	□ 59 悬垂落地姿势 *	□ 68 双手扶物可站立	□ 77 拉双手会走
	□ 60 独坐直	□ 69 独坐自如	□ 78 会爬
精细动作	□ 61 扒弄到小丸	□ 70 抓捏小丸	□ 79 拇食指捏小丸
	□ 62 自取一积木，再取另一块积木	□ 71 试图取第三块积木	□ 80 从杯中取出积木
适应能力	□ 63 积木换手	□ 72 有意识地摇铃	□ 81 积木对敲
	□ 64 伸手够远处玩具	□ 73 持续用手追逐玩具	□ 82 拨弄铃舌
语言	□ 65 发 da-da、ma-ma 等无所指 ^{2}R	□ 74 模仿声音 ^{2}R	□ 83 会欢迎 ^{2}R
		□ 75 可用动作手势表达（2/3）^{2}R	□ 84 会再见 ^{2}R
社会行为	□ 66 抱脚玩	□ 76 懂得成人面部表情	□ 85 表示不要 ^{2}R
	□ 67 能认生人 ^{2}R		
项目	10 月龄	11 月龄	12 月龄
大运动	□ 86 保护性支撑 *	□ 94 独站片刻	□ 103 独站稳
	□ 87 自己坐起	□ 95 扶物下蹲取物	□ 104 牵一手可走
精细动作	□ 88 拇食指动作熟练	□ 96 积木放入杯中	□ 105 全掌握笔，留出笔道
			□ 106 试把小丸投小瓶
适应能力	□ 89 拿掉扣积木的杯子，玩积木	□ 97 打开包积木的方巾	□ 107 盖瓶盖
	□ 90 寻找盒内东西	□ 98 模仿拍娃娃	
语言	□ 91 模仿发语声 ^{2}R	□ 99 有意识地发一个字音 ^{2}R	□ 108 叫爸爸妈妈有所指 ^{2}R
		□ 100 懂得“不” ^{2}R	□ 109 向他 / 她要东西知道给
社会行为	□ 92 懂得常见物及人的名称	□ 101 会从杯中喝水 ^{2}R	□ 110 穿衣知配合 ^{2}R
	□ 93 按指令取东西	□ 102 会摘帽子	□ 111 共同注意 ^{2}R

续表

项目	15 月龄	18 月龄	21 月龄
大运动	□ 112 独走自如	□ 120 扔球无方向	□ 128 脚尖走 ^{2}R □ 129 扶楼梯上楼
精细动作	□ 113 自发乱画 □ 114 从瓶中拿到小丸	□ 121 模仿画道道	□ 130 水晶线穿扣眼 □ 131 模仿拉拉锁
适应能力	□ 115 翻书两次 □ 116 盖上圆盒	□ 122 积木搭高四块 □ 123 正放圆积木入型板	□ 132 积木搭高 7 ～ 8 块 □ 133 知道红色
语言	□ 117 会指眼耳鼻口手 □ 118 说 3 ～ 5 个字 ^{2}R	□ 124 懂得三个投向 □ 125 说 10 个字词 ^{2}R	□ 134 回答简单问题 □ 135 说 3 ～ 5 个字的句子 ^{2}R
社会行为	□ 119 会脱袜子 ^{2}R	□ 126 白天能控制大小便 ^{2}R □ 127 会用汤匙 ^{2}R	□ 136 能表示个人需要 ^{2}R □ 137 想象性游戏 ^{2}R
项目	24 月龄	27 月龄	30 月龄
大运动	□ 138 双足跳离地面	□ 146 独自上楼 □ 147 独自下楼	□ 156 独脚站 2s
精细动作	□ 139 穿过扣眼线后拉线	□ 148 模仿画竖道 □ 149 对拉锁	□ 157 穿扣子 3 ～ 5 个 □ 158 模仿搭桥
适应能力	□ 140 一页页翻书 □ 141 倒放圆积木入型板	□ 150 认识大小 □ 151 正放型板	□ 159 知道 1 与许多 □ 160 倒放型板
语言	□ 142 说两句以上诗或儿歌 □ 143 说常见物用途（碗、笔、凳、球）	□ 152 说 7 ～ 10 个字的句子 □ 153 理解指令	□ 161 说出图片 10 样 □ 162 说自己名字
社会行为	□ 144 会打招呼 □ 145 问“这是什么？”^{2}R	□ 154 脱单衣或裤子 ^{2}R □ 155 开始有是非观念	□ 163 来回倒水不洒 □ 164 扔果皮

续表

项目	33 月龄	36 月龄	42 月龄
大运动	□ 165 立定跳远	□ 174 双脚交替跳	□ 183 交替上楼
			□ 184 并足从楼梯末级跳下
精细动作	□ 166 模仿画圆	□ 175 模仿画交叉线	□ 185 拼圆形、正方形
	□ 167 拉拉锁	□ 176 会拧螺丝	□ 186 会用剪刀
适应能力	□ 168 积木搭高 10 块	□ 177 懂得“3”	□ 187 懂得“5”
	□ 169 连续执行三个命令	□ 178 认识两种颜色	□ 188 认识四种颜色
语言	□ 170 说出性别	□ 179 说出图片 14 样	□ 189 会说反义词
	□ 171 分清“里”“外”	□ 180 发音基本清楚	□ 190 说出图形（△○□）
社会行为	□ 172 会穿鞋	□ 181 懂得“饿了”“冷了”“累了”	□ 191 会穿上衣 ^{2}R
	□ 173 解扣子	□ 182 扣扣子	□ 192 知道吃饭之前为什么要洗手
项目	**48 月龄**	**54 月龄**	**60 月龄**
大运动	□ 193 独脚站 5s	□ 203 独脚站 10s	□ 213 单脚跳
	□ 194 并足从楼梯末级跳下站稳	□ 204 足尖对足跟向前走 2m	□ 214 踩踏板
精细动作	□ 195 模仿画方形	□ 205 折纸边角整齐	□ 215 照图拼椭圆形
	□ 196 照图组装螺丝	□ 206 筷子夹花生米	□ 216 试剪圆形
适应能力	□ 197 找不同（3 个）	□ 207 类同	□ 217 找不同（5 个）
	□ 198 图画补缺（3/6）	□ 208 图画补缺（4/6）	□ 218 图画补缺（5/6）
语言	□ 199 模仿说复合句	□ 209 会漱口	□ 219 你姓什么？
	□ 200 锅、手机、眼睛的用途	□ 210 会认识数字	□ 220 说出两种圆形的东西
社会行为	□ 201 会做集体游戏 ^{2}R	□ 211 懂得上午、下午	□ 221 你家住哪里？
	□ 202 分辨男女厕所	□ 212 数手指	

续表

项目	66 月龄	72 月龄	78 月龄
大运动	□ 222 接球	□ 232 抱肘连续跳	□ 242 踢带绳的球
	□ 223 足尖对足跟向后走 2m	□ 233 拍球（2 个）	□ 243 拍球（5 个）
精细动作	□ 224 会写自己的名字	□ 234 拼长方形	□ 244 临摹六边形
	□ 225 剪平滑圆形	□ 235 临摹组合图形	□ 245 试打活结
适应能力	□ 226 树间站人	□ 236 找不同（7 个）	□ 246 图形类比
	□ 227 十字切苹果	□ 237 知道左右	□ 247 面粉的用途
语言	□ 228 知道自己属相	□ 238 描述图画内容	□ 248 归纳图画主题
	□ 229 倒数数字	□ 239 上班、窗、苹果、香蕉（2/3）	□ 249 认识钟表
社会行为	□ 230 为什么要走人行横道？	□ 240 一年有哪四个季节？	□ 250 懂得星期几
	□ 231 鸡在水中游	□ 241 认识标识	□ 251 雨中看书

项目	84 月龄
大运动	□ 252 连续踢带绳的球
	□ 253 交替踩踏板
精细动作	□ 254 学翻绳
	□ 255 打活结
适应能力	□ 256 数字类比
	□ 257 什么动物没有脚？
语言	□ 258 为什么要进行预防接种？
	□ 259 毛衣、裤、鞋共同点
社会行为	□ 260 紧急电话
	□ 261 猫头鹰抓老鼠

注：1. 标注 ^{2}R 的测查项目表示该项目的表现可以通过询问家长获得。

2. 标注 * 的测查项目表示该项目如果未通过需要引起注意。

3. 测查床规格：长 140cm，宽 77cm，高 143cm，栏高 63cm。

4. 测查用桌子规格：长 120cm，宽 60cm，高 75cm，桌面颜色深绿。

5. 测查用楼梯规格：上平台：由两梯相对合成的平台，长 50cm × 宽 60cm × 高 50cm（距地面高度）。

6. 底座全梯：长 150cm（单梯底座长 75cm）。

7. 每一个阶梯面：长 60cm × 宽 25cm × 高 17cm，共 3 阶梯。

8. 单侧扶栏：长 90cm，直径 2.5cm，从梯面计算扶栏高 40cm，直径 2.5cm。

附录四　儿童健康检查服务技术规范

一、目的

通过定期健康检查，对儿童生长发育进行监测和评价，早期发现异常和疾病，及时进行干预，指导家长做好科学育儿及疾病预防，促进儿童健康成长。

二、服务对象

辖区内 0 ～ 6 岁（7 岁以下）儿童。

三、内容与方法

（一）健康检查时间

婴儿期至少 4 次，建议分别在 3、6、8 和 12 月龄；3 岁及以下儿童每年至少 2 次，每次间隔 6 个月，时间在 1 岁半、2 岁、2 岁半和 3 岁；3 岁以上儿童每年至少 1 次。健康检查可根据儿童个体情况，结合预防接种时间或本地区实际情况适当调整检查时间、增加检查次数。

健康检查需在预防接种前进行，就诊环境布置应便于儿童先体检、后预防接种，每次健康检查时间不应少于 5 分钟。

（二）健康检查内容

1. 问诊

（1）喂养及饮食史：喂养方式，食物转换（辅食添加）情况，食物品种、餐次和量，饮食行为及环境，营养素补充剂的添加等情况。

（2）生长发育史：既往体格生长、心理行为发育情况。

（3）生活习惯：睡眠、排泄、卫生习惯等情况。

（4）过敏史：药物、食物等过敏情况。

（5）患病情况：两次健康检查之间的患病情况。

2. 体格测量

（1）体重。

1）测量前准备：每次测量体重前需校正体重秤零点。儿童脱去外衣、鞋、袜、帽，排空大小便，婴儿去掉尿布。冬季注意保持室内温暖，让儿童仅穿单衣裤，准确称量并除去衣服重量。

2）测量方法：测量时儿童不能接触其他物体。使用杠杆式体重秤进行测量时，放置的砝码应接近儿童体重，并迅速调整游锤，使杠杆呈正中水平，将砝码及游锤所示读数相加；使用电子体重秤称重时，待数据稳定后读数。记录时需除去衣服重量。体重记录以千克（kg）为单位，至小数点后1位。

（2）身长（身高）。

1）测量前准备：2岁及以下儿童测量身长，2岁以上儿童测量身高。儿童测量身长（身高）前应脱去外衣、鞋、袜、帽。

2）测量方法：测量身长时，儿童仰卧于量床中央，助手将头扶正，头顶接触头板，两耳在同一水平。测量者立于儿童右侧，左手握住儿童两膝使腿伸直，右手移动足板使其接触双脚跟部，注意量床两侧的读数应保持一致，然后读数。

测量身高时，应取立位，两眼直视正前方，胸部挺起，两臂自然下垂，脚跟并拢，脚尖分开约60度，脚跟、臀部与两肩胛间三点同时接触立柱，头部保持正中位置，使测量板与头顶点接触，读测量板垂直交于立柱上刻度的数字，视线应与立柱上刻度的数字平行。儿童身长（身高）记录以厘米（cm）为单位，至小数点后1位。

（3）头围。

儿童取坐位或仰卧位，测量者位于儿童右侧或前方，用左手拇指将软尺零点固定于头部右侧眉弓上缘处，经枕骨粗隆及左侧眉弓上缘回至零点，使软尺紧贴头皮，女童应松开发辫。儿童头围记录以厘米（cm）为单位，至小数点后1位。

3. 体格检查

（1）一般情况：观察儿童精神状态、面容、表情和步态。

（2）皮肤：有无黄染、苍白、发紫（口唇、指趾甲床）、皮疹、出血点、瘀斑、血管瘤，颈部、腋下、腹股沟部、臀部等皮肤皱褶处有无潮红或糜烂。

（3）淋巴结：全身浅表淋巴结的大小、个数、质地、活动度、有无压痛。

（4）头颈部：有无方颅、颅骨软化，前囟大小及张力，颅缝，有无特殊面容、颈部活动受限或颈部包块。

（5）眼：外观有无异常，有无结膜充血和分泌物，眼球有无震颤。婴儿是否有注视、追视情况。

（6）耳：外观有无异常，耳道有无异常分泌物。

（7）鼻：外观有无异常，有无异常分泌物。

（8）口腔：有无唇腭裂，口腔黏膜有无异常。扁桃体是否肿大，乳牙数、有无龋齿及龋齿数。

（9）胸部：胸廓外形是否对称，有无漏斗胸、鸡胸、肋骨串珠、肋软骨沟等，心脏听诊有无心律不齐及心脏杂音，肺部呼吸音有无异常。

（10）腹部：有无腹胀、疝、包块、触痛，检查肝脾大小。

（11）外生殖器：有无畸形、阴囊水肿、包块，检查睾丸位置及大小。

（12）脊柱四肢：脊柱有无侧弯或后突，四肢是否对称、有无畸形，有条件者可进行发育性髋关节发育不良筛查。

（13）神经系统：四肢活动对称性、活动度和肌张力。

4. 心理行为发育监测

婴幼儿每次进行健康检查时，需按照儿童生长发育监测图的运动发育指标进行发育监测，定期了解儿童心理行为发育情况，及时发现发育偏离的儿童。有条件地区可开展儿童心理行为发育筛查。

5. 实验室及其他辅助检查

（1）血红蛋白或血常规检查：6～9月龄儿童检查1次，1～6岁儿童每年检查1次。

（2）听力筛查：对有听力损失高危因素的儿童，采用便携式听觉评估仪及筛查型耳声发射仪，在儿童6、12、24和36月龄各进行1次听力筛查。

（3）视力筛查：儿童4岁开始每年采用国际标准视力表或标准对数视力表灯箱进行一次视力筛查。

（4）其他检查：有条件单位可根据儿童具体情况开展尿常规、膳食营养分析等检查项目。

（三）健康评价

1. 体格生长评价

（1）评价指标。

评价指标有：体重/年龄、身长（身高）/年龄、头围/年龄、体重/身长（身高）和体质指数（BMI）/年龄。

（2）评价方法。

1）数据表法。

第一，离差法（标准差法）：以中位数（M）为基值加减标准差（SD）来评价体格生长，可采用五等级划分法和三等级划分法（见表1）。

表 1　等级划分法

等级	<M-2SD	M-2SD ～ M-1SD	M ± 1SD	M+1SD ～ M+2SD	>M+2SD
五等级	下	中下	中	中上	上
三等级	下	中	—	—	上

第二，百分位数法：以第 50 百分位数（P50）为基准值，第 3 百分位数值相当于离差法的中位数减 2 个标准差，第 97 百分位数值相当于离差法的中位数加 2 个标准差。

2）曲线图法。

以儿童的年龄或身长（身高）为横坐标，以生长指标为纵坐标，绘制成曲线图，从而能直观、快速地了解儿童的生长情况，通过追踪观察可以清楚地看到生长趋势和变化情况，及时发现生长偏离的现象。

描绘方法：以横坐标的年龄或身长（身高）点画一条与横坐标垂直的线，再以纵坐标的体重、身长（身高）、头围测量值或 BMI 值为点作与纵坐标垂直的线，两线相交点即为该年龄儿童体重、身长（身高）、头围、BMI 在曲线图的位置或水平，将连续多个体重、身长（身高）、头围、BMI 的描绘点连线即获得该儿童体重、身长（身高）、头围、BMI 生长轨迹或趋势。

（3）评价内容。

1）生长水平：指个体儿童在同年龄同性别人群中所处的位置，为该儿童生长的现况水平。

2）匀称度：包括体型匀称和身材匀称，通过体重 / 身长（身高）可反映儿童的体型和人体各部分的比例关系（见表 2）。

表 2　生长水平和匀称度的评价

指标	测量值		评价
	百分位法	标准差法	
体重 / 年龄	—	—	低体重
身长（身高）/ 年龄	—	—	生长迟缓
体重 / 身长（身高）	—	—	消瘦
	P85 ～ P97	M+1SD ～ M+2SD	超重
	>P97	≥ M+2SD	肥胖

续表

指标	测量值		评价
	百分位法	标准差法	
头围 / 年龄			过小
	>P97	>M+2SD	过大

3）生长速度：将个体儿童不同年龄时点的测量值在生长曲线图上描记并连接成一条曲线，与生长曲线图中的参照曲线比较，即可判断该儿童在此段时间的生长速度是正常、增长不良或过速。纵向观察儿童生长速度可掌握个体儿童自身的生长轨迹。

正常增长：与参照曲线相比，儿童的自身生长曲线与参照曲线平行上升即为正常增长。

增长不良：与参照曲线相比，儿童的自身生长曲线上升缓慢（增长不足：增长值为正数，但低于参照速度标准）、持平（不增：增长值为零）或下降（增长值为负数）。

增长过速：与参照曲线相比，儿童的自身生长曲线上升迅速（增长值超过参照速度标准）。

2. 心理行为发育评价

采用儿童生长发育监测图监测婴幼儿心理行为发育。某项运动发育指标至箭头右侧月龄仍未通过者，需进行心理行为发育筛查或转诊。

（四）指导

1. 喂养与营养

提倡母乳喂养，指导家长进行科学的食物转换，均衡膳食营养，培养儿童良好的进食行为，注意食品安全。预防儿童蛋白质—能量营养不良、营养性缺铁性贫血、维生素D缺乏性佝偻病、超重 / 肥胖等常见营养性疾病的发生。

2. 体格生长

告知定期测量儿童体重、身长（身高）、头围的重要性，反馈测评结果，指导家长正确使用儿童生长发育监测图进行生长发育监测。

3. 心理行为发育

根据儿童发育年龄进行预见性指导，促进儿童心理行为发育。

4. 伤害预防

重视儿童伤害预防，针对不同地区、不同年龄儿童伤害发生的特点，对溺水、跌落伤、道路交通伤害等进行预防指导。

附录五　婴幼儿托育服务与管理专业实践教学大纲

一、实践项目及安排

课程名称：婴幼儿托育服务与管理实践教学。

实践周数：第一学期到第二学期，每学期累计 2 周，第三学期到第四学期，每学期累计 4 周，第五学期毕业实习 8 周，顶岗实习（自主实习）4 周。

实践学期：第一学期到第五学期。

适用专业：三年制大专婴幼儿托育服务与管理专业。

先修课程：婴幼儿健康管理基础、婴幼儿卫生学、婴幼儿营养与喂养、婴幼儿运动教育等课程。

序号	实践项目	实践时间安排	实践目标
1	婴幼儿保育见习	第一学期 第二学期 【2 天下园】	1. 通过去托幼机构、儿童健康管理机构、儿童运动研究中心等，初步了解婴幼儿健康管理系统、托幼机构营养保健、疾病防治、运动促进、心理健康等工作流程和规范，明确托幼机构开展卫生保健工作的意义。 2. 在学科教师及托幼机构老师的指导下，培养学生从事婴幼儿健康管理工作的职业素质和能力，在学习相关课程的基础上，配合托幼机构开展健康教育。
2	婴幼儿健康管理实践观察	第一学期 第二学期 【每周一个下午，共下园 12 次】	1. 通过去托幼机构及儿童健康管理机构、儿童运动研究中心等观摩学习，丰富学生的感性经验，使学生对开展促进婴幼儿身心健康发展的系列保健服务有更进一步的了解，从而领会早预防、早发现、早治疗对于提高生命质量的重大意义。 2. 在学科指导教师及相关儿童健康管理中心、儿童运动研究机构教师的指导下，运用所学专业理论和基本技能，观察、记录与分析各种婴幼儿保育、健康体检、健康咨询、健康指导等工作，培养学生热爱婴幼儿健康管理工作的感情，并进一步提高实践工作能力。
3	婴幼儿教育学幼儿心理学随堂见习	第二学期 【共 2 天】	1. 通过托幼机构见习活动，使学生初步了解托幼机构保教工作的基本情况及保教工作动态，丰富学生的感性经验，加深学生对婴幼儿心理学理论知识的理解，提高学生对托幼机构教育的感性认识。 2. 在学科教师及托幼机构老师的指导下，能运用幼儿教育学、幼儿心理学、幼儿卫生学专业理论和基本技能，观察、纪录与分析托幼机构的教育工作，进行婴幼儿的个别观察记录等，培养学生热爱婴幼儿、热爱幼教的思想感情。

续表

序号	实践项目	实践时间安排	实践目标
4	婴幼儿运动与其他各领域教育活动观摩	第三学期 第四学期 【每个学期一次，共2天】	1. 针对婴幼儿生长发育的目标，积累开展婴幼儿运动活动的感性经验。 2. 观摩托幼机构、儿童健康管理机构、儿童运动研究中心等机构开展的各领活动，学会利用所学知识进行分析、评价，积累经验。
5	婴幼儿健康管理服务及各领域活动实习	第三学期 第四学期 【每周一天，共下园12次，4周时间】	1. 通过观察、记录与分析托幼机构及儿童健康管理机构、儿童运动中心的健康体检、健康咨询、健康指导等工作，使学生进一步了解各年龄段婴幼儿身心发展规律的差异，熟悉婴幼儿营养保健、疾病防治、运动促进、心理健康等工作流程和规范，并初步掌握婴幼儿健康管理系统，加深专业认同感。 2. 在学科指导教师的指导下，能运用幼教专业理论和基本技能，认真制订托幼机构各年龄班的学科分科实习计划，并能初步组织实施，开展教育反思和研讨，逐步提高从事婴幼儿教育实践工作的基本能力。 3. 通过下园实践活动，使学生进一步了解托幼机构运动活动的实施情况，增强对婴幼儿运动活动的感性认识。 4. 学生能在相关健康管理机构、婴幼儿运动中心的老师的指导和帮助下，以健康管理人员的角色，初步开展承担促进婴幼儿身心健康保健服务的体验，促进对本专业所学理论的理解和内化，为日后的专业发展奠定理论基础。
6	毕业实习	第五学期或第六学期【8周时间】	1. 进一步了解托幼机构保教工作的基本情况及课改新动向，熟悉托幼机构一日生活的整个流程，加深学生对婴幼儿的尊重和关爱。 2. 学会创设与保教相适宜的环境，初步掌握根据婴幼儿不同身体情况开展有针对性健康管理工作，并能根据婴幼儿不同体质设计各类运动活动方案。 3. 探究保教实践，提升反思性实践创新能力。在保教工作过程中，能运用批判性思维方法发现、澄清实践问题，主动搜集分析相关信息，初步掌握反思方法和技能，尝试创造性地开展健康管理工作。 4. 学会有效沟通，提升合作意识和能力，增进对托幼机构文化及规章制度的了解，提升与同伴、指导教师、婴幼儿家长的沟通合作能力，共同促进婴幼儿发展。
7	顶岗实习	第五学期或第六学期【12周时间】	1. 通过顶岗实习，丰富学生的感性经验，加深对婴幼儿托育服务与管理专业的热爱和对专业理论的理解。 2. 通过进一步观察、记录与分析托幼机构及（或）儿童健康管理机构、儿童运动中心的健康体检、健康咨询、健康指导等相关健康工作，初步掌握各年龄段婴幼儿身心发展规律的差异，并熟悉婴幼儿营养保健、疾病防治、运动促进、心理健康等工作流程和规范，加深专业认同感。 3. 通过顶岗实习，学生能深入了解国情，认识社会，开阔视野，养成爱岗敬业、吃苦耐劳的良好习惯和实事求是、艰苦奋斗的工作作风。 4. 通过顶岗实习，学生能树立起质量意识、效益意识、竞争意识，培养良好的职业道德和创新精神，提高学生的综合素质。

二、教育见习、实习所需要的仪器设备

多媒体教室、幼教实训室、早教实训室、保育实训室、发展评估室、儿童健康管理机构、儿童运动研究中心等相关健康管理机构、学前教育机构实训基地。

三、实践实训方式

案例研讨、见习观摩、调查与观察、片段教学、模拟教学、婴幼儿运动活动设计、婴幼儿健康管理方案制定、撰写毕业论文。

四、实训手册任务填写和成果要求

（1）完成实训手册里的相关内容，包括听讲座记录、观摩活动记录、实践操作项目等，每个学期完成一本实训手册。

（2）如果机构有教育实习平台，需要上传有关见习、实习内容到教育实习平台，完成相应的任务。

（3）第一到第四学期，每周半天跟岗，每学期 20 ～ 22 次，学期结束在班级进行实践经验交流与分享。

（4）毕业实习及顶岗实习，要能在实践基地开展公开观摩活动，回校后能给低年级学生做实习分享经验交流。

五、考核方式

校内实训考核与校外实训考核相结合。

校内实训考核方法：按等级 + 百分制给分。

校内指导专业导师根据不同项目给分，一般结合学科课程的见习或实习进行。

校外实训考核方法：按等级给分。

学前教育机构指导专业导师根据评分标准评价学生的实训表现和学科实训任务完成情况，将毕业实习评出优秀、合格和不合格三个等级，顶岗实习评出优秀、良、中、合格、不合格等级。

六、实践教学注意事项

（1）明确实践教学的内容与要求：每一次实训前向学生说明实训的具体内容与要求，使学生明确实训的任务与要求，有利于学生实现实训目标。

（2）做好与实践基地负责人和专业指导导师的沟通与协调：专业指导导师应在学生每次下实践基地之前向学生明确实践活动的具体内容与要求，及时到实践基地现场全面了解学生实践情况，与实践基地专业指导导师做好沟通与协调工作。

（3）及时反馈与指导：学生的研讨作业、报告、计划、反思等实训成果上交后，专业指导导师要及时反馈与指导，帮助学生提升经验，切实提高学生实践活动的成效。

参考文献

［1］郭清．健康管理学［M］．北京：人民卫生出版社，2015.

［2］饶淑园．幼儿心理健康教育与指导［M］．北京：高等教育出版社，2015.

［3］马继兴．幼儿心理与行为［M］．北京：清华大学出版社，2016.

［4］宋专茂．学前儿童发展心理［M］．北京：中央广播电视大学出版社，2016.

［5］曹中平．学前心理学［M］．长沙：湖南师范大学出版社，2019.

［6］陈福红，等．学前儿童发展心理学［M］．长沙：湖南师范大学出版社，2017.

［7］万钫．学前卫生学［M］．北京：北京师范大学出版社，2004.

［8］张劲松．学前儿童心理健康指导［M］．上海：复旦大学出版社，2013.

［9］徐群．学前儿童心理健康指导［M］．北京：北京师范大学出版社，2015.

［10］傅宏．学前儿童心理健康［M］．南京：南京师范大学出版社，2002.

［11］周嘉琳．幼儿园户外活动环境对幼儿身体活动影响的研究［D］．北京：北京体育大学，2018.

［12］赵萌萌．幼儿价值观教育内容的文本分析与体系建构［D］．北京：首都师范大学，2014.

［13］江琳．成因与对策：幼儿健康饮食行为研究［D］．南京：南京师范大学，2004.

［14］蒋娟，马青连．中日母婴保健法律制度比较研究及启示［J］．南京医科大学学报（社会科学版），2017，17（2）：119-124.

［15］丁雪，王芳，赵君，等．母婴保健法律制度的国际经验与启示［J］．中国社会医学杂志，2018，35（6）：10-13.

［16］赵珩瞳．从疫苗事件看儿童健康权的法律保护［J］．现代商贸工业，2019，

40（5）：139-141.

［17］刘晓丹，宋卉．全人教育视阈下健康管理专业学生法律素养培育——以广东食品药品职业学院为例［J］．广东职业技术教育与研究，2018（2）：62-65.

［18］徐秀玲，黄乾玉．幼儿时事教育活动的探索［J］．黔南民族师范学院学报，2014，34（4）：64-68.

［19］任绮．国外幼儿体力活动研究进展［J］．当代体育科技，2017（7）：227.

［20］陶宏．如何合理安排幼儿体育课的运动量［J］．青少年体育，2019，70（2）：105-106.

［21］陈旭微．美国幼儿饮食营养教育的实施背景与形式及对我国的启示［J］．学前教育研究，2016（3）：17-30.

［22］冯靖．论幼儿健康饮食行为的养成［J］．开封教育学院学报，2018，38（3）：223-224.

［23］杨晓辉，王振宏，朱莉琪．促进低龄儿童发展的电子媒体使用［J］．学前教育研究，2016（11）：24-37.

［24］毛晴，雷宇．指尖上的童年——论电子产品对学龄前儿童的不利影响及解决策略［J］．科教文汇，2015（13）：94-95.

［25］单玉霜．浅析环境因素对幼儿心理健康发展的影响［J］．甘肃教育，2014（23）：86-87.

［26］凌辉．幼儿心理咨询中应注意的问题［J］．学前教育研究，2001（2）：20-21.

图书在版编目（CIP）数据

婴幼儿健康管理基础 / 叶圣军，王笑梅，熊伟主编
. -- 北京 : 中国人民大学出版社，2021.6
21 世纪高等职业教育精品教材．婴幼儿托育服务与管理系列
ISBN 978-7-300-29398-1

Ⅰ．①婴… Ⅱ．①叶…②王…③熊… Ⅲ．①婴幼儿－保健－高等学校－教材 Ⅳ．① R174

中国版本图书馆 CIP 数据核字（2021）第 098624 号

21 世纪高等职业教育精品教材・婴幼儿托育服务与管理系列
婴幼儿健康管理基础
主　编　叶圣军　王笑梅　熊　伟
副主编　滕　巍　陈乃溦　林建宇
参　编　欧阳武裙　孙晓亮
Yingyou'er Jiankang Guanli Jichu

出版发行	中国人民大学出版社		
社　　址	北京中关村大街 31 号	**邮政编码**	100080
电　　话	010－62511242（总编室）		010－62511770（质管部）
	010－82501766（邮购部）		010－62514148（门市部）
	010－62515195（发行公司）		010－62515275（盗版举报）
网　　址	http://www.crup.com.cn		
经　　销	新华书店		
印　　刷	天津中印联印务有限公司		
开　　本	787 mm × 1092 mm　1/16	**版　　次**	2021 年 6 月第 1 版
印　　张	13	**印　　次**	2024 年 5 月第 9 次印刷
字　　数	245 000	**定　　价**	35.00 元
